软组织肉瘤诊治
中国专家共识（2015年版）

中国抗癌协会肉瘤专业委员会、中国临床肿瘤学会　著

■ 主编　师英强　姚　阳
■ 主审　姚　阳　师英强

復旦大學出版社

图书在版编目(CIP)数据

软组织肉瘤诊治中国专家共识:2015年版/中国抗癌协会肉瘤专业委员会、中国临床肿瘤学会著,师英强,姚阳主编. —上海:复旦大学出版社,2015.11(2016.5重印)
ISBN 978-7-309-11932-9

Ⅰ. 软…　Ⅱ. ①中…②师…③姚…　Ⅲ. 软组织肿瘤-肉瘤-诊疗　Ⅳ. R738.6

中国版本图书馆 CIP 数据核字(2015)第 269646 号

软组织肉瘤诊治中国专家共识：2015 年版
中国抗癌协会肉瘤专业委员会、中国临床肿瘤学会　著
师英强　姚　阳　主编
责任编辑/贺　琦

复旦大学出版社有限公司出版发行
上海市国权路 579 号　邮编:200433
网址:fupnet@fudanpress.com　http://www.fudanpress.com
门市零售:86-21-65642857　团体订购:86-21-65118853
外埠邮购:86-21-65109143
上海市崇明县裕安印刷厂

开本 850×1168　1/32　印张 3.125　字数 62 千
2016 年 5 月第 1 版第 2 次印刷
印数 8 001—12 100

ISBN 978-7-309-11932-9/R·1525
定价:16.00 元

软组织肉瘤诊治中国专家共识(2015年版)

中国抗癌协会肉瘤专业委员会　　　著
中国临床肿瘤学会

主编

师英强　姚阳

主审

姚　阳　师英强

审稿人

（按姓氏拼音排序）

蔡建强　蔡郑东　李　敏　林建华　牛晓辉

沈靖南　王　臻　肖建如　杨　蕴　于秀淳

张伟滨

编写专家

（按姓氏拼音排序）

陈　勇　丁晓毅　樊征夫　冯建刚　李　涛

陆维祺　沈　赞　宋建民　孙元珏　王　坚

王凤玮　王玉学　杨吉龙　于胜吉　张　清

张晓晶　周宇红

序

  软组织肉瘤发病率较低,约占所有恶性肿瘤的1‰,但可发生于全身任何部位,且组织学类型和生物学行为多样,因此,治疗非常具有挑战性。为此,中国抗癌协会肉瘤专业委员会、中国临床肿瘤学会组织编写了《软组织肉瘤诊治中国专家共识(2015版)》,这必将为提高我国软组织肉瘤的诊治水平做出里程碑式的贡献。

  我国早在20世纪50年代就开始了软组织的临床研究工作。80年代,李月云教授等在上海肿瘤医院建立了国内最早的多学科协作组,同期天津肿瘤医院成立了最早的专业科室。随着人们对这类疾病的认识和诊治水平的进步,临床和基础研究越来越深入,治疗也越来越规范;但从事软组织肉瘤诊治的专科医师还比较少,非专科医生对这类疾病缺乏必要的警觉,因此诊治不当的情况时有发生,使得后期治疗变得复杂和困难,甚至影响预后和长期生存。本书的编写人员均为国内各相关专业的知名学者,都是专业从事软组织肉瘤诊治工作多年的专家教授、学科带头人。内容以循证医学证据为基础,同时包括部分广泛认可的专家经验和研究心得,必将有助于同道对软组织肉瘤的综合治疗有全面而深入的了解,进而对临床诊疗工作发挥指导性作用。

软组织肉瘤的治疗是一个很好的多学科综合治疗范例,手术仍是最重要的治疗方法。本书由国内各领域的著名外科专家介绍不同部位的手术原则及方法。近年来,化疗、放疗、靶向治疗也在突飞猛进,编写相关内容的也是长期从事相关工作、在国内享有盛名的专家学者。相信本书将成为从事相关诊疗工作的临床必备手册,也必将给更多的患者带来福音。

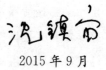

2015 年 9 月

前　言

　　软组织肉瘤是一类大部分发生于四肢和躯干,少部分发生于胸、腹腔和头颈部软组织的少见恶性肿瘤,以中青年患者多见。尽管软组织肉瘤的发病率不足成人全部恶性肿瘤的 1%,但由于人体软组织所包含的细胞种类较多,其病理学类型远较其他肿瘤复杂,国际通用的软组织肉瘤的病理分型达 50 余种。不同组织来源或同种组织来源不同类型软组织肉瘤的生物学行为各不相同,诊断和治疗方式存在很大的差异。与常见恶性肿瘤相比,国内外专门研究和从事临床治疗软组织肉瘤的科研人员和临床医师较少,学术活动、相关论文和书籍等也不够普及和系统,临床医师可获得的继续教育资源相对匮乏。在我们的临床实践中发现,国内软组织肉瘤不规范诊治现象时有发生,导致可能治愈的部分病例复发和转移,也使部分复发、转移的患者失去了再次治愈的机会。

　　近年来,随着骨与软组织修复重建技术的不断进步,让原本难以根治的软组织肉瘤可以达到根治性切除。$5-HT_3$ 受体拮抗剂等止吐药物、粒细胞集落刺激因子(G-CSF)、促血小板生成素(TPO)等细胞因子的问世,化疗药物的毒副作用得到有效控制,使大剂量高密度化疗成为可能,部分化疗敏感和较敏感的高度恶性的软组织肉瘤如胚胎横纹肌肉瘤治愈率得到明显提高。曲贝替定已经获得欧盟批准治疗蒽环类药物和异环磷酰胺治疗失败的晚期平滑肌肉瘤和黏液样/圆细胞型脂肪肉瘤。基因检测技术和分子靶向药物的快速发展,使一些软组织肉瘤的疗效取得突破性进展。伊马替尼已经成为胃肠道间质瘤标准的一线治疗药物,培唑帕尼被美国FDA批准用于治疗既往化疗失败的晚期软组织肉瘤(不包括脂肪肉瘤和胃肠道间质瘤)。克唑替尼治疗炎性肌成纤维细胞瘤、地诺单抗治疗骨巨细胞瘤等也获得了国内外软组织肉瘤诊治指南与专家共识的推荐。国内原创研究的1.1类新药安罗替尼治疗软组织肉瘤已经完成了Ⅱ期临床研究,对腺泡状软组织肉瘤、滑膜肉瘤和平滑肌肉瘤显示了较好的疗效。随着三维适形调强放疗、立体定向放疗及重粒子放疗等相继进入临床,使得一部分失去手术机会的软组织肉瘤患者获得有效控制,其中不少患者的疗效达到了二次治愈。

每一种类或同种不同类型的软组织肉瘤都有其独特的生物学行为和转归,每一个病例又各具临床特色,都可以认为是一个独立的疾病。然而,目前既没有针对任何类型软组织肉瘤的诊治规范,也缺乏大样本的循证医学的临床资料可以借鉴。尽管美国国立综合癌症网络(NCCN)每年出版的《软组织肉瘤临床实践指南》能给国内同行一些指导,但因其内容过于简明扼要,或未能获得授权发行中文版,很难满足国内临床一线的基本需求。有鉴于此,中国抗癌协会肉瘤专业委员会与中国临床肿瘤学会的专家组一致认为,很有必要综合现有的一些可以参考的临床资料,结合各位专家的临床研究重点和特色,反复斟酌、筛选出一些可供临床参考、操作的依据,提出各自有临床价值的真知灼见以飨读者。专家组统一审稿,相互审阅把关,对每一种临床证据尽量提供循证医学级别以供参考,力求做到准确无误,贴切临床需要。

本书是由中国抗癌协会肉瘤专业委员会组织全国软组织肉瘤专家共同撰写的,各位专家利用休息时间查阅资料,积极撰稿、审阅和不断修改稿件,力争使本书达到科学、严谨、规范、精炼的要求,但仍难免存在疏漏和不足。我们相信随着对软组织肉瘤研究的不断深入,研究资料数量的逐渐增多,证据级别也会不断地提高,届时后续版本也会越来越有说服力,更能满足临床需要。

姚　阳　师英强　宋金纲
2015 年 10 月

目　录

一

概　述

　　软组织肉瘤是指一组源于除骨、软骨及淋巴造血组织以外全身其他结缔组织的恶性肿瘤，包括黏液、纤维、脂肪、平滑肌、滑膜、横纹肌、间皮、血管及淋巴管等。起源于神经外胚层的神经组织肿瘤，具有与软组织肉瘤相似的临床特征，因此也归类于软组织肉瘤。软组织肉瘤起源于中胚层间充质组织中的多能干细胞，具有相似的生物学行为和临床转归，在发生部位、转化细胞类型和组织病理学特征等方面具有鲜明的异质性，即使同种软组织肉瘤的不同组织学类型临床和生物学差异亦各不相同。

　　软组织肉瘤发病率为 1.28/10 万～1.72/10 万，占成人全部恶性肿瘤的 0.73%～0.81%，占 15 岁以下儿童全部恶性肿瘤的 6.5%。北美软组织肉瘤年发病率为 1.5/10 万～2.0/10 万，美国骨与软组织肉瘤每年约有 11 590 新发病例；欧洲软组织肉瘤年发病率在 4/10 万～5/10 万[1]，大约 10 000 例，死亡 3 300 例[2-4]。我国软组织肉瘤病死率目前尚缺乏确切资料，每年约有 27 000 例儿童患恶性肿瘤，其中软组织肉瘤占 3%。

　　软组织肉瘤可发生于任何年龄人群，男性略多于女性，几乎可发生于身体任何部位,50%～60%发生于肢体,其中15%～20%位于上肢,35%～40%位于下肢,20%～25%位于腹膜后或腹腔,15%～20%位于躯干的胸腹壁或背部,5%位于头颈部[5]。肢体部位的软组织肉瘤一般比其他部位有较好的局部控制率和无病生存率,上肢软组织肉瘤预后优于下肢,近端软组织肉瘤局部控制率优于远端。通常,脂肪肉瘤的局部控制率优于未分化多形性肉瘤,而滑膜肉瘤居于两者之间。

总体而言,软组织肉瘤区域淋巴结转移率不足4%,但是部分类型淋巴结转移率超过10%。如透明细胞肉瘤(27.5%)、上皮样肉瘤(16.7%)、血管肉瘤(13.5%)、胚胎型横纹肌肉瘤(13.6%)。未分化肉瘤常有较高的区域淋巴结转移率,一旦出现预后极差,其临床意义等同于内脏转移。远处转移部位以肺最为常见(50%),其次为骨(7%)、肝(4%)和脑,再次为腹膜后和其他软组织[6]。肢体肉瘤最常见的转移部位是肺,而腹膜后和胃肠道肉瘤最常转移到肝脏。

诊断与鉴别诊断

1. 好发部位和年龄

软组织肉瘤有 19 个组织类型及 50 个以上的不同亚型[7]，各国发病类型的报道虽有一定的差异，综合各大诊治中心的数据：未分化多形性肉瘤最多见（25％～35％），其次是脂肪肉瘤（25％～30％）、平滑肌肉瘤（12％）、滑膜肉瘤（10％）和恶性周围神经鞘膜瘤（6％）。

从发病部位统计，肢体以未分化多形性肉瘤、脂肪肉瘤和滑膜肉瘤最多见，其中脂肪肉瘤好发于臀部、大腿和腹膜后，滑膜肉瘤最常见于中青年的关节附近[8]，腺泡状软组织肉瘤多发生于下肢。腹膜后以脂肪肉瘤最多见，其次是平滑肌肉瘤，内脏器官 60％为平滑肌肉瘤，其中在子宫和泌尿生殖系统是最常见的肉瘤。恶性周围神经鞘膜瘤多沿四肢神经分布，少见于腹膜后和纵隔。硬纤维瘤/侵袭性纤维瘤病、脂肪肉瘤和肌原性肉瘤是最常见的胸壁肉瘤。

软组织肉瘤虽可发生于各年龄组但横纹肌肉瘤好发于儿

童,胚胎型横纹肌肉瘤多见于青少年头颈和眼眶,而多形性横纹肌肉瘤好发于成人躯干。滑膜肉瘤好发于中青年人,未分化多形性肉瘤、脂肪肉瘤、恶性周围神经鞘膜瘤和平滑肌肉瘤多见于中老年人。

2. 物理学检查

软组织肉瘤的诊断主要依靠物理学、影像学和病理学检查三结合,目前尚无可靠的实验室检查可作为诊断依据,全面详尽的物理学检查是必不可少的诊断环节。

经验丰富的专科医生可以根据肿块的部位、大小、质地、活动度、生长速度和区域淋巴结等初步判断其良性、恶性及其可能的组织来源。除了脂肪肉瘤和恶性周围神经鞘膜瘤以外,良性软组织肿瘤最长径一般很少超过 5 cm。良性肿瘤呈膨胀性生长,基本上不侵犯其周围的骨、血管和神经组织,触诊大多活动度较好,质地相对也较为柔软,其生长较为缓慢,往往不伴有疼痛、酸胀等局部症状。一旦发现肿块生长加速或伴有临床症状,应及时就诊进行活检,明确病理诊断。常见软组织肉瘤中,胚胎型横纹肌肉瘤生长速度最快,其次是未分化多形性肉瘤,分化较好的黏液脂肪肉瘤生长缓慢。脂肪肉瘤、恶性周围神经鞘膜瘤较少出现区域淋巴结转移,透明细胞肉瘤、滑膜肉瘤、上皮样肉瘤、血管肉瘤、胚胎型横纹肌肉瘤和未分化肉瘤等易发生淋巴结转移,发生率为 5%～19%。

3. 影像学检查

软组织肉瘤的影像学检查方法主要包括 X 线、超声、DSA、CT、MRI 和正电子发射计算机断层摄影-CT(PET-CT)等。在选择检查方法前,应充分考虑到各种检查方法的优缺点,根据检查部位和诊治要求选择合适的检查方法。

(1)X 线检查　X 线平片的软组织密度分辨率低,因此对软组织肉瘤的定性和定位诊断敏感性和特异性都不高,只有在肿瘤内有较多的钙化、骨化或以成熟的脂肪组织为主的病变中,X 线有特征性表现,显示其一定的诊断价值[9, 10]。另外,X 线平片可清楚地显示肿瘤邻近骨骼的改变,有助于显示软组织肿块与邻近骨与关节的关系。

(2)超声检查　超声检查的优势在于:①鉴别浅表软组织肿块性质,特别是对于神经源性肿瘤、脂肪瘤、血管瘤、各种囊肿、动-静脉畸形有较高的诊断价值;②检查区域淋巴结:主要用于手术前后检查易于发生淋巴结转移的软组织肉瘤;③腹盆腔和腹膜后检查:用于了解该部位软组织肉瘤的范围及其与周围组织的关系,发现肿瘤在肝脏等腹盆腔器官转移;④超声引导下穿刺活检:操作时间短,准确性与 CT 引导相当。

(3)CT 检查　CT 扫描是软组织肉瘤重要的检查方法之一,具有理想的定位效果和较好的定性诊断能力[11]。根据不同的密度可以正确区分骨、软组织、脂肪、血管、囊肿等。CT 增强扫描可以明确显示肿块的大小、边界及其与周边各相邻组织的关系。对于细小钙化、骨化及骨质破坏的显示优于 MRI 扫描。

对于腹盆腔和腹膜后软组织肉瘤的检查,CT 增强扫描显示出更多的优越性。尽管螺旋 CT 扫描可以多向同性扫描＋多向重建,但其对软组织的分辨力仍不及 MRI 扫描。因此,CT 扫描对许多肢体和躯干的软组织肉瘤仍难以做出定性和鉴别诊断。对于早期发现软组织肉瘤肺转移和胸腔积液,胸部 CT 扫描可作为首选。四肢黏液样脂肪肉瘤的患者容易出现腹腔转移,需要常规进行腹部 CT 扫描。腺泡状软组织肉瘤、透明细胞肉瘤和血管肉瘤患者容易出现头面部转移,需要常规进行头颅部 CT 扫描。在诊断和鉴别诊断困难时,根据治疗的需要可以采用 CT 引导下穿刺活检,其具有损伤少、费用低和准确性高的特点。

(4) MRI 检查　MRI 检查具有较 CT 检查更好的软组织分辨率,又具备多平面扫描、多序列检查的特点,可以从各种不同的角度和方向准确地显示病变的部位及其与周围结构的关系,还可以与 CT 造影检查一样,通过 MRI 的增强扫描或磁共振血管造影(MRA)检查以明确病变血供及其与邻近血管、神经干的关系;软组织肉瘤内的某些特殊成分在 MRI 序列中有特定的信号特征以帮助确定病变的组织学类型,如含有脂肪、血管、骨与软骨组织等[12]。还可以通过选择 MRI 的不同回波序列,如自旋回波 T1 序列(T1WI)、快速自旋回波 T2 序列(FSE - T2WI)、短 T1 翻转回复序列(STIR)、脂肪抑制 T2 序列(FS - T2WI)、弥散序列(DWI)及其表观弥散系数(ADC)的测定、MRI 波谱分析(MRS)、增强扫描和动态增强扫描序列等可帮助确定病变的病理性质,正确区分软组织肿块、手术后改变或术后

复发等。由于 MRI 的特点和优势,是目前四肢和躯干、脊柱等
部位软组织肉瘤诊断与鉴别诊断、分期、手术治疗方案制订、术
后随访的首选影像学检查方法。软组织肉瘤在 MRI 引导下的
穿刺活检具有定位更准确,可以避免穿刺到坏死、囊变和出血部
位以提高活检成功率的特点,但费用相对较高。

(5) 核医学检查

1) 发射型计算机断层成像术(ECT):全身骨骼放射性核素
显像是早期发现软组织肉瘤骨转移的首选方法,由于假阳性率
较高不能作为诊断依据,可进行疾病分期、预后判断、疗效观察
等。对于发现可能出现病理性骨折的危险部位、肿瘤与骨骼的
相互关系等帮助不大。

2) PET-CT:不同组织来源和不同性质的软组织肉瘤对^{18}
氟脱氧葡萄糖(^{18}F-FDG)的摄取有一定的差异,如侵袭性或低
度恶性肿瘤往往摄取^{18}F-FDG 较少。目前无法单纯通过最大
标准吸收值(SUV_{max})确定肿瘤的组织来源、良恶性及恶性程度
分级。由于 PET-CT 显示软组织肉瘤的大小、范围及与周边
组织的关系等局部细节不如 CT 及 MRI,因此不能作为手术前
常规的检查手段。目前,主要用于判断软组织肉瘤的手术后残
留、复发和远处转移,对于转移性软组织肉瘤可以帮助寻找原发
病灶。

4. 病理学检查

(1) 病理类型、病理分级、分期　　目前,软组织肉瘤的病理
类型仍沿用 2013 版世界卫生组织(WHO)软组织肉瘤新分类法

(见附表 1),软组织肉瘤的分级采用法国国家抗癌中心联合会(FNCLCC)组织学与病理学分级法(见附表 2、附表 3),软组织肉瘤的国际癌症病期分类(TNM)分期沿用 2010 年美国癌症联合委员会/国际抗癌联盟(AJCC/UICC)第 7 版(见附表 4、附表 5),但不包括卡波西肉瘤、隆突性皮肤纤维肉瘤、纤维肉瘤(硬纤维瘤),以及由硬膜、脑、实质脏器和空腔脏器发生的肉瘤。

(2)病理与细胞学检查

1)软组织肉瘤的病理标本处理和大体标本检查包括内容:①标本拍照:分别拍摄新鲜状态下和固定后的大体形态,包括切面情况。②标本固定:有组织库的单位在标本固定前取小块新鲜肿瘤组织,放置液氮或超低温冷冻保存,以备分子检测所需。标本应在离体 30 min 内充分固定,标本固定前需用染料标识各切缘,体积大的肿瘤需分层剖开后再固定。固定液采用中性甲醛溶液(福尔马林),固定时间不超过 48 h。③标本取材:包括肿瘤和各切缘组织。具体的取材数量视病例而定,体积较小者全部取材;体积较大者尽可能多取肿瘤组织,并包括坏死灶和肉眼可见的正常组织等不同区域。

2)完整的软组织肉瘤病理报告包含内容:见附表 6。

3)软组织肉瘤穿刺活检标本的处理和要求:①细针穿刺活检标本:细针穿刺活检获得的是细胞,缺乏组织的完整性,在软组织肉瘤的病理诊断中有较大的局限性,难以做到明确诊断,仅能作为与上皮组织的鉴别;足够量的标本有可能确定肿瘤的性质,但是分型很困难。值得注意的是,细针穿刺活检不能替代软组织肉瘤的组织病理学诊断,仅限于在有经验的单位开展。

②空芯针穿刺活检标本:空芯针穿刺活检是目前最常用的活检手段,标本做出定性诊断较细针穿刺活检相对容易。由于每次获取的标本量仍有限,明确的病理诊断特别是对分型有其局限性,往往需要多位有经验的病理医师会诊,其诊断仅供临床医师制订治疗方案时参考,最终诊断需要待手术标本检查。③软组织肉瘤的术中冷冻诊断:由于软组织肉瘤病理诊断的复杂性,原则上不主张进行术中冷冻切片诊断。对一些可能需要采取重大手术(如截肢或半骨盆切除等)的病例,应尽可能在术前通过各种活检方法获得病理确诊。

　　4)病理科医师对手术标本的基本要求:①将标本送至病理科前做好标本各切缘的定位标记工作,便于病理医师准确报告各切缘情况。②有组织库的单位应由专职人员在不毁损标本的情况下留取少量新鲜的肿瘤组织。③有条件进行标本预处理的单位应将术后离体标本迅速送至病理科,或者在 30 min 内用中性甲醛溶液固定标本,对体积较大的肿瘤应分层剖开完全浸泡于固定液内,以使标本得到充分固定。

多学科综合诊治原则及流程

　　软组织肉瘤尽管有 50 余种病理类型,可发生于不同的年龄段,各自病理分级和生物学行为均有一定的差异,但治疗计划有较多的共同之处。除了触诊可以初步明确诊断的皮下脂肪瘤、纤维瘤等良性肿瘤以外,建议对绝大多数体表的软组织肉瘤行常规的 B 超、CT 或 MRI 检查,根据影像学资料按照多学科综合诊治原则及流程的步骤实施治疗计划(图 1)。尽管目前软组织肉瘤的诊治仍强调遵循多学科综合诊治原则,但是对于已经获得 R0 切除,病理级别较低的Ⅰ级或部分Ⅱ级软组织肉瘤,术后予以定期随访或局部辅助放疗即可,无须所有病例均一成不变、刻板地进行多学科讨论。

　　需要多学科综合诊治主要是针对诊断疑难复杂或者在治疗上各学科存在争议的软组织肉瘤患者,组织骨与软组织肉瘤外科、肿瘤内科、放疗、影像学、病理、介入治疗等相关专业的专家进行讨论。根据患者的年龄、身体基本状况、病理类型和肿瘤侵犯的范围等,认真阅片分析病情,本着对患者施行最有利于疾病治疗和改善预后的原则,制订一个有计划、按步骤、逐步实施的整体治疗方案,尽量让患者在治疗计划中获得最大的收益。

　　无论病理类型和分级如何,外科手术仍是目前治疗软组织肉瘤最主要的手段。术前新辅助内科治疗、放疗和隔离肢体热灌注化疗等,目的都是为了缩小肿瘤,为外科手术提供安全边界或取得保肢的机会。值得强调的是,不同的外科医师对于能否实施 R0 切除在技术上存在很大的不确定性。为了达到安全外科边界肿瘤切除,有时需要切除肿瘤周围部分受累及的神经、血管、骨骼和皮肤并进行重建,如神经、血管吻合术,人造血管植入术,植骨术,带血管蒂游离皮瓣转移术,植皮术等。如果首诊医疗机构不具备相应的技术条件时,建议将患者转往上级医院或专科医院进行治疗。

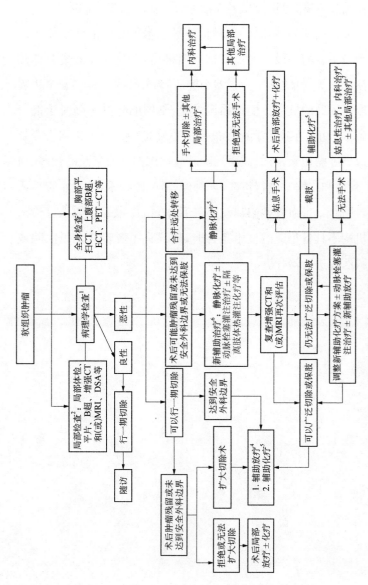

图 1 软组织肉瘤多学科综合诊治原则及流程

注:1. 皮下脂肪瘤、纤维瘤等经物理学检查即能诊断为良性肿瘤的可以行一期手术切除。不推荐术前常规行病理学检查和系统完整的影像学检查,但手术标本必须行病理学检查明确性质。经术前体检和影像学检查初步诊断为恶性或恶性无法排除的肿瘤,建议术前病理学检查明确诊断后再开始治疗。

2. 需要根据局部肿瘤的部位、数目、大小、深度,病理类型与分级等因素确定局部影像学检查项目。平片检查:四肢、脊柱肿瘤推荐;B超:浅表肿瘤,可出现淋巴结转移肿瘤推荐;增强 CT 和(或)MRI 检查:除了较小的浅表良性肿瘤,其他情况均推荐;DSA 检查:较大的四肢和腹盆腔肿瘤手术、动脉栓塞灌注化疗前推荐。

3. 胸部平扫 CT 和上腹部 B 超检查为常规检查项目,腹腔与腹膜后肿瘤需要行常规检查肝脏 CT 和(或)MRI 检查,不明原因的骨痛高度怀疑骨转移时需要行 ECT 全身骨核素扫描,伴有神经系统症状和阳性体征时需要检查头颅 CT 和(或)MRI,原发灶不明的转移性软组织肉瘤经常规影像学检查无法明确原发肿瘤时可以检查 PET - CT。

4. 辅助和新辅助放疗的指征,照射野设定、射线种类与能量选择,总剂量与剂量分割等参见放疗章节。

5. 辅助与新辅助化疗的指征,化疗药物与方案,药物用法用量等参见内科治疗章节。

6. 软组织肉瘤远处转移以全身治疗为主,辅以局部治疗。化疗参照晚期软组织肉瘤姑息化疗一二线方案进行,不同病理类型肿瘤的化疗方案有所不同,化疗失败后可以试用分子靶向治疗。

7. 原发肿瘤和(或)转移瘤局部治疗首选手术,姑息手术也应该尽量达到 R0 切除。若无法行一期切除,可以选择新辅助治疗。对于仍能无法手术或拒绝手术或手术后可以选择其他局部治疗方法,包括放疗、立体定向放射外科治疗(如γ刀、X 刀、射波刀、质子与重粒子治疗等)、超声聚焦刀、射频消融术、动脉栓塞灌注治疗等。原发肿瘤继发的局部症状如剧烈的肿胀疼痛,远端肢体水肿,重度贫血、食欲和睡眠不佳等严重影响生活质量时,也可以采取减瘤术缓解症状。通过化性治疗争取手术机会,对于仍能无法手术机会。

四

外科治疗

总论

正确的外科手术是治疗软组织肉瘤最有效的方法,也是绝大多数软组织肉瘤唯一的治愈措施[13-15]。手术的目标不仅是完整切除肿瘤,而且要求其周围附带有正常组织边缘,以此获取安全的外科边界。手术策略依据肿瘤分期、分级和累及的周边组织而定,高级别软组织肉瘤在术后功能恢复与安全边界发生矛盾时,通常以牺牲部分功能为代价。

虽然软组织肉瘤安全外科边界的范围受肿瘤周围正常组织类型、解剖结构和重要器官的影响,但至少应该包括连续完整的环绕肿瘤的正常组织,或具有阻止肿瘤局部侵袭的天然屏障。外科手术的设计取决于这些正常组织的"质量",如深筋膜的自然抗侵袭性明显优于疏松结缔组织[16]。

通常,安全外科边界是 MRI 片上软组织肉瘤边缘或反应区外 1 cm 处,手术的基本临床目标是在保证安全外科边界基础上追求完整切除肿瘤。在明确肿瘤组织病理学诊断的基础上需要制订完善的术前治疗计划:对于体积较大、较深或侵犯邻近大血管、神经、关节、骨骼等重要组织的肿瘤,预计一期手术难以达到根治切除,化、放疗相对敏感的肿瘤,需要借助术前化疗、放、化疗结合及介入等治疗手段对外科边缘进行预处理,致使肿瘤体积缩小、坏死及形成明显的假包膜,从而获得相对安全的外科边界。基于分期、分级的软组织肉瘤的综合治疗可见图2。

不规范的手术操作及缺乏安全的外科边界是术后复发的关键预后因素。诸多人为因素特别是不具备手术治疗软组织肉瘤经验者操作中往往会导致:①非计划再次手术;②人为破坏肿瘤包膜,不能完整切除肿瘤;③活检穿刺道不包括在手术切除的范围内;④手术中反复挤压肿瘤组织等影响外科手术治疗的成功率。

规范的手术操作建议:①术前基于病理和MRI等资料的仔细的手术计划,设计最佳瘤体取出路径和重建所需的技术准备;②将活检道与肿瘤作为一个整体同时切除;③直视下必须努力获得安全边界,必要时可以同期进行两个方向的显露,如躯干、骨盆的软组织肉瘤;④误入肿瘤时无论是否达到肿瘤实质,均应立即严密缝合并扩大切除;⑤贴肿瘤面切除时需要特别标记,并在术后获取切缘信息;⑥切除的标本必须标记极相,并要求病理医生出具边缘是否残留的评价报告;⑦肢体位置较深的高级别软组织肉瘤,尽量实施间室切除或间隙切除。

非计划再次手术是指软组织肉瘤患者在第一次手术时因各种原因导致肿瘤残留(R1~2切除)或切缘未达到安全外科边界,需接受计划外再次手术。计划外再次手术时,肿瘤大多已不

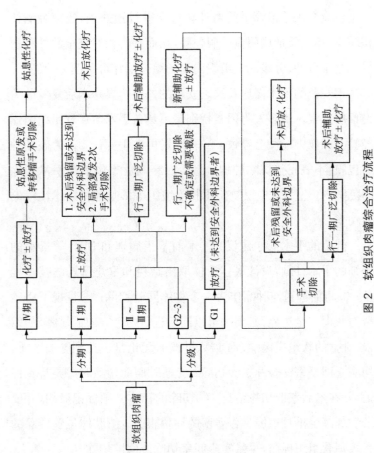

图 2 软组织肉瘤综合治疗流程

存在,可以将手术部位周围的瘢痕组织看作是反应层来评定,依照原发肿瘤的病理学特征,遵循上述普遍性治疗原则实施再次手术。

软组织肉瘤手术不必像上皮性肿瘤一样需要行常规清扫区域淋巴结。对于容易发生淋巴结转移的透明细胞肉瘤、上皮样肉瘤、血管肉瘤、胚胎型横纹肌肉瘤和未分化肉瘤等,应常规检查淋巴结,如影像学怀疑有淋巴结转移应在切除原发肿瘤的同时行淋巴结清扫术,术后病理学检查证实区域淋巴结转移且侵及包膜外者,需要补充放疗。

四肢软组织肉瘤的外科治疗

四肢软组织肉瘤常以无痛性肿块突出于体表，往往在无意中被发现。由于支撑四肢的骨骼周边有丰富的神经、血管、肌腱和滑膜组织，一旦被肿瘤侵及则可产生相应的临床症状，除了可触及的肿块，还可能出现活动后疼痛、关节功能障碍等。

1. 诊断推荐

四肢软组织肉瘤活检较其他部位相对容易操作，术前应尽量明确病理学诊断，了解肿瘤与周边组织的关系后再制订周密的手术方案。

（1）四肢软组织肉瘤的首选检查为 MRI 扫描，活检或手术治疗前需行增强扫描，必要时需要选择弥散成像、脂肪抑制等功能，以便进一步鉴别肿瘤的类型和性质。如 MRI 扫描无法清晰地显示病灶与周围组织的相互关系，推荐行 CT 增强扫描作为补充。CT 平扫多用于手术前引导活检。

（2）四肢软组织肉瘤活检主要采取空芯针穿刺和切开活检两种方式。空芯针穿刺标本可以由多位病理专家或多学科综合会诊,明确诊断后易帮助手术者制订完整的手术方案。切开活检创伤较大,只用于空芯针穿刺活检无法明确诊断的患者。

术中冷冻切片病理诊断的准确率与病理学家诊断软组织肉瘤的能力密切相关,只推荐用于有条件的医院开展。切除活检仅用于初步诊断为良性肿瘤,且可以一次完整切除的患者。

2. 外科治疗

严格按照肿瘤外科的原则进行 R0 切除依然是治疗四肢软组织肉瘤的主要手段,广泛切除可明显降低局部肿瘤的复发率和病死率。四肢软组织肉瘤的预后优于躯干,与四肢部位有较丰富的软组织和成熟的重建技术,从而易于达到与 R0 切除有关。此外,一旦复发可截肢,以获得二次治愈的机会。

术前诊断为化疗敏感型肿瘤如尤文肉瘤/原始神经外胚层肿瘤、胚胎型横纹肌肉瘤和其他小圆细胞恶性肿瘤,实施术前全身化疗不仅可有效地降低肿瘤负荷、提高 R0 切除的比例,而且可以根据肿瘤坏死率选择术后化疗方案。

3. 手术方式

四肢软组织肉瘤手术治疗的标准方式有以下几种:①间室切除;②广泛切除;③截肢。积极推荐间室切除和广泛切除,可能保留肢体的全部或部分功能。如果肿瘤侵犯多个间室或主要血管、神经,不能达到间室切除或广泛切除,保肢手术不可能获得满意的外科边界,截肢手术将使患者获益。

截肢的适应证是:①重要血管、神经束受累;②缺乏保肢后骨或软组织重建条件；③预计假肢功能优于保肢；④患者要求截肢。区域或远处转移不是截肢手术的禁忌证。

目前软组织肉瘤常用的外科手术边界评价标准包括美国肌肉骨骼系统肿瘤协会(MSTS)外科边界和国际抗癌联盟(UICC)的 R 切除手术分类两种[17-21]。

MSTS 提出 4 种手术切除边界：①囊内切除：在肿瘤包膜内切除部分或全部肿瘤组织；②边缘切除：连同肿瘤的真性或假性包膜一并切除；③广泛切除：在肿瘤反应层以外设定的安全距离切除；④根治切除：将解剖间室结构连同软组织肉瘤全部切除或行关节离断术。

UICC 提出 3 种手术切除边界：①R0 切除：显微镜下无肿瘤残留；②R1 切除：显微镜下肿瘤残留；③R2 切除：肉眼肿瘤残留。不影响或尽量少影响功能的 R0 切除是肿瘤外科医生争取的目标。

4. 局部复发的外科治疗

局部复发的软组织肉瘤无论是否合并远处转移，外科手术仍是治疗复发病灶的主要方法。基本要求是将复发肿瘤和皮肤切口在内的瘢痕组织一并切除。切除方式：①根治性切除：在解剖结构允许的情况下行完整间室切除或关节离断；②扩大广泛切除：切除复发肿瘤和瘢痕组织及其周边 5 cm 以上正常组织；③边缘切除：切缘通过复发肿瘤瘢痕的切除；④广泛切除：

切缘通过正常组织,但切除范围未达到扩大广泛切除术的要求。

一期完整切除困难者,仍然可以选择术前化、放疗及介入等治疗手段。对于高级别的软组织肉瘤需要在全身治疗的基础上,待复发病灶稳定后再行手术切除,术后辅助化、放疗。低度恶性者未出现远处转移仅行手术切除,原则上无须全身治疗。高度恶性软组织肉瘤往往同时存在多个病灶,截肢手术指征较首次手术者可适当放宽。

5. 远处转移的外科治疗

软组织肉瘤最常见的远处转移器官是肺,转移灶的二次完全缓解(CR2)、三次(CR3)完全缓解有助于延长患者的生存期。因此,再次完整切除转移病灶的手术已经成为标准治疗方式[22-24]。孤立性转移病灶不仅易于手术治疗,即使多个转移灶也应该努力创造机会手术切除,术后病理学诊断有助于指导辅助治疗。手术时间仍存有学术争论,目前倾向于孤立病灶行一次性手术切除,可切除的多发转移者建议经化疗病情稳定后再接受手术治疗。对于化、放疗较敏感的多部位转移灶经化、放疗病情控制后,姑息性切除影响患者生活质量的病灶,已经被学界广泛接受。

躯干软组织肉瘤的外科治疗

硬纤维瘤(纤维瘤病)、脂肪肉瘤和肌源性肉瘤是最常见的胸壁肉瘤。脊柱是骨转移癌和多发性骨髓瘤的好发部位,发病率是原发性骨肿瘤的 30 倍以上;其次是原发性骨肿瘤;软组织来源的肿瘤相对较少,主要是发生于神经末梢的脊索瘤和神经鞘瘤、血管肉瘤及来源于椎旁软组织的未分化多形性肉瘤、滑膜肉瘤、脂肪肉瘤等。

胸部软组织肉瘤多以无痛性肿块作为首发症状就诊,脊柱旁软组织肉瘤早期可能侵及脊髓或神经根,出现相应部位疼痛、运动和(或)感觉神经功能障碍。

1. 诊断推荐

(1)胸部软组织肉瘤首选 CT 增强扫描检查,不仅可以清晰显示胸部软组织肉瘤侵犯范围,还可以了解肿瘤与肺、肋骨和神经等各重要脏器的相互关系,以利于制订完善的手术计划。CT 扫描能够清晰显示椎体特别是附件骨质破坏与周边软组织的关系,可以明确定位椎管内外肿瘤,可以作为脊柱肿瘤 MRI

的补充检查。

（2）MRI 扫描能够清楚地显示各椎骨及其邻近软组织肉瘤的大小、侵犯范围及其与周边血管、脊髓及神经根的关系。通过选择不同序列和扫描角度还原整体肿瘤的原貌，协助判断肿瘤的性质及来源。毫无疑问，MRI 扫描是脊柱肿瘤影像诊断的首选方法，也是制订手术方案的主要依据。

（3）ECT 尽管能够一次性显示人体所有骨性结构，但并不能清楚地显示肿瘤及其周边的解剖关系，并且存在一定的假阳性率。ECT 主要用于转移癌的鉴别诊断，对于软组织肉瘤的诊断帮助不大。

（4）躯干和脊柱软组织肉瘤手术前应尽量明确病理诊断，以利于制订完善的治疗计划。在 CT、MRI 或 DSA 引导下行空心针穿刺活检是首选方法。切开皮肤暴露肿瘤组织后穿刺取材的半开放活检相对损伤小、阳性率高，适合颈椎或上胸椎软组织肉瘤，穿刺切口及术后的伤口处理一定要按照肉瘤活检要求进行。

2. 外科治疗

由于躯干和脊柱软组织肉瘤 R0 切除率明显低于四肢软组织肉瘤切除率，其局部控制率和预后远不如四肢。理想的手术方式仍是力争达到 R0 切除，以期获得良好的局部控制率。

（1）胸部软组织肉瘤多侵犯肋骨等，术中需要一并切除。由于部分手术者手术前没有充分评估切除范围或没有掌握专门的重建技术或缺乏重建材料，较少达到 R0 切除，仅依靠术后放疗来减少局部复发,因此平均 5 年生存率低于四肢软组织肉瘤。

(2)脊柱手术时间较长,难度大且并发症多,需要术前严格掌握手术适应证,权衡手术治疗的利弊。脊柱及其椎旁软组织肉瘤邻近脊髓、神经根及其周边的重要血管,手术中难有清晰的肿瘤边界,且需考虑保留脊髓、神经功能,即使整块手术切除(En - bloc)有时也很难达到 R0 切除。虽然疗效较四肢、躯干其他部位软组织肉瘤预后差,但对于原发性脊柱肿瘤,或因骨质破坏导致脊柱不稳而引发剧烈疼痛,造成脊髓、神经压迫出现神经功能障碍甚至截瘫的患者,仍建议及早行外科手术治疗。术后辅助放、化疗及分子靶向治疗的联合应用显得较为重要。

(3)体积较大的胸部或椎旁软组织肿块若无法达到 R0 切除、术前病理诊断为化放疗敏感肿瘤者推荐术前化放疗后再择期手术。术中注意保护脊髓、神经及重要血管,术后再进行化、放疗以提高局部控制率。对于肿瘤无法彻底切除者推荐先行减瘤手术,缓解肿瘤对脊髓及神经的压迫,改善症状,提高患者生活质量。

腹、盆腔软组织肉瘤的外科治疗

腹、盆腔软组织肉瘤包括腹膜后、盆腔侧壁以及腹、盆腔脏器来源的软组织肉瘤，占所有软组织肉瘤的 $10\% \sim 15\%$[25, 26]，多见于 50 岁左右的患者[27, 28]。腹膜后和盆壁来源的软组织肉瘤主要的病理亚型是脂肪肉瘤、平滑肌肉瘤、未分化多形性肉瘤、孤立性纤维瘤和神经鞘膜瘤，脏器来源的软组织肉瘤最常见的是子宫平滑肌肉瘤，该部位的肉瘤预后较肢体和躯干软组织肉瘤差，手术完整切除和病理分级是影响预后的主要因素。

1. 诊断推荐

（1）腹、盆腔增强 CT 扫描是诊断和评估腹盆腔软组织肉瘤的最主要方法，也是制定合理手术计划的主要根据。CT 扫描可判断肿块来源，并对肿瘤侵犯的范围，与周围脏器、血管、神经或骨骼的关系做出评价，对于部分典型病例还可辅助鉴别肿块的性质。

（2）MRI 扫描在鉴别腹、盆腔软组织肿瘤性质和来源上优于 CT 扫描。当增强 CT 扫描无法满足诊断需要或存在禁忌时,MRI 扫描是最佳的替代检查手段。MRI 扫描对于评估盆腔肿块尤其是了解肿瘤与某些特殊结构如椎间孔或坐骨切迹的关系上更有优势。

（3）影像学显示肿瘤能完整切除且无计划进行术前辅助治疗的患者不必要求行手术前活检。如病灶需要与转移癌等鉴别诊断,或不可完整切除的肿瘤拟通过新辅助放化疗降期的患者,推荐在 B 超或 CT 引导下行经皮空芯针穿刺明确诊断。

（4）开腹活检有导致腹膜腔暴露受到肿瘤污染的风险,还有可能破坏解剖层次结构影响手术完整切除肿瘤,这种方式的活检因缺乏三维影像引导,尚有可能误伤重要血管、神经结构。腹腔镜下活检存在与开腹活检相似的风险,也应尽量避免。对于能够完整手术切除者,可在术后通过病理学检查明确诊断。

2. 手术治疗

手术仍是腹、盆腔软组织肉瘤获得根治的唯一可能手段,一次性完整的手术切除是决定患者长期生存的最重要预后因素。因该部位解剖结构复杂,肿瘤常累及相邻的器官和重要的血管、神经等结构,术前需有充分的预估,常需要胃肠、肝胆、骨科、泌尿、妇科和血管外科等多学科团队协作共同完成手术治疗。

（1）首次手术是患者获得可能根治的最佳时机,最佳的手术方式和切缘需要根据肿瘤的病理级别和分期而定。低级别的软组织肉瘤手术是获得根治的主要手段,也是决定患者长期生存的最重要预后因素,应尽可能做到广泛切除;高级别的肉瘤单纯广泛手术尚不足以改善患者的预后,还需要联合放、化疗等综合治疗手段,提倡多学科协作小组(MDT)讨论为患者制订个体化的治疗计划,不推荐行腹腔镜手术。

(2)手术计划应以详尽的影像学和病理学诊断为基础,充分认识到不同类型肿瘤不同的生物学行为和预后,一般不建议根据术中冷冻切片的病理学检查结果决定手术切除范围,也不建议行探查性手术。冷冻病理学检查仅在处理如血管平滑肌肉瘤或评估神经切缘等特殊情况下有辅助作用。对放、化疗敏感的肿瘤提倡术前行新辅助放、化疗,直至肿瘤明显缩小,力求获得完整切除。

证据:①Lewis 等[29]报道,500 例患者中切缘阴性者中位总生存期(OS)103 个月,而不完全切除患者的中位 OS 仅为 18 个月。②Bonvalot 等[30]回顾性分析了法国的 382 例手术患者的资料,结果显示,肿瘤组织学分级高、有破裂或肉眼残留、切缘阳性的患者 OS 更低。En-bloc 切除较单纯切除的患者,腹腔内复发率降低了 3.39 倍。

(3)肉眼残留或镜下切缘阳性增加了局部复发的风险。如肿瘤紧邻不能安全切除的结构或器官,术后放疗可以提高肿瘤的局控率,并延长无复发生存期。姑息减瘤术仅对某些低级别的肉瘤是一种合理的治疗选择。对于高级别腹、盆腔软组织肉瘤患者虽然可以暂时缓解部分临床症状,但不能改善其 OS,且手术并发症和病死率都很高,需要对手术的获益和风险进行权衡。

证据：①Mendenhall 等[31]的回顾性报道进行综合分析显示,姑息减瘤术后患者的中位生存期并无获益。②美国纽约斯隆-凯特琳纪念癌症中心(MSKCC)的一项回顾性报告显示,112 例接受姑息减瘤术的患者,71%的患者在术后 30 天内获得症状的改善,但获得持久的胃肠道梗阻症状缓解的机会有限,且手术并发症发生率和病死率分别为 29%和 12%[32]。③Shibata 等[33]的一项回顾性分析显示,部分经过选择的、不可切除的腹膜后脂肪肉瘤患者,肿瘤部分切除患者相对于仅做探查或活检患者延长了中位总生存期(m OS),m OS 分别是 26 个月和 4 个月($P < 0.000\ 1$),75%的患者获得症状缓解,最可能获益于该术式的患者为首次手术而非复发的患者。

(4) 可切除的局部复发病灶,应努力争取获得再次完整切除。但是随着复发次数增加,完整切除率逐步减少,再复发率提高。对于组织学分级高、进展迅速、无复发间期短和多灶性的肿瘤,应谨慎选择再次手术。部分经过选择的患者可能从放疗、化疗或化疗联合局部热疗中获益。

证据：①在一项报道中,腹膜后软组织肉瘤(RPS)可切除率在首次切除中为 80%,在第 1、第 2、第 3 次复发后的可切除率分别为 57%、33%和 14%[34]。②德国海德堡大学的一项报告显示,24 例局部复发的 RPS 进行了完整切除术后,20 例患者再次复发[35]。③欧洲癌症研究与治疗组织-骨与软组织肉瘤协作组(EORTC - STBSG)和欧洲肿瘤热疗组织(ESHO)的随机三期临床研究纳入了341例高危软组织肉瘤患者,比较新辅助化疗或化疗联合局部热化疗对无进展生存(PFS)的影响。结果显示,联合治疗组的总有效率(ORR)为28.8%,单纯化疗组为12.7%($P=$0.002),总生存期(OS)也有延长(HR=0.66,95% CI:0.45~0.98,$P=$0.038)[36]。

(5) 经影像学检查发现以下情况时应判断为肿瘤不可完整切除:①广泛的大血管动脉、腔静脉和(或)髂血管侵犯(腔静脉和髂血管受累是手术的相对禁忌证);②广泛的腹膜种植;③多部位远处转移;④肠系膜根部主要大血管侵犯;⑤椎体和(或)脊髓侵犯。

八

放 疗

　　尽管局部广泛切除＋手术区放疗目前已经成为可手术切除四肢及躯干软组织肉瘤的标准治疗模式,但是放疗的疗效取决于不同软组织肉瘤的病理类型和肿瘤负荷量。通常高级别软组织肉瘤如横纹肌肉瘤等对放疗的敏感性较高,肿瘤负荷量越小放疗效果越好。不同病理类型软组织肉瘤的放疗时机、放射野设计、射线种类与能量、照射剂量、分割方式等的选择仍有待进一步达成统一意见[37-42]。

1. 主要方式

　　(1) 单纯放疗　单纯放疗是软组织肉瘤治疗最常应用的放疗方式,放疗剂量和照射野视不同大小、部位和病理类型的软组织肉瘤而定,常规剂量为 $50\sim75$ Gy/$25\sim38$ 次[43]。

　　(2) 同步放化疗　主要针对身体状况良好、无严重脏器疾患的中青年患者,局部控制率高于单纯放疗,尤其适用于恶性程度高、肿瘤体积较大的软组织肉瘤患者。同步放化疗中采用的化疗增敏药物主要有多柔比星(阿霉素)、异环磷酰胺、顺铂等。

视患者情况，可以使用单药或联合如 AI、AD 或 MAID 方案等[44, 45]同步放、化疗。

（3）序贯放、化疗　序贯放、化疗是指在放疗前后使用化疗，其局部肿瘤控制率不及同步放、化疗，但优于单纯化疗或放疗，血液学和胃肠道等不良反应相对同步放、化疗较轻，适用于无法耐受同步放化疗的患者[46]。

（4）立体定向放疗（SBRT）　主要包括 γ 刀、X 刀、射波刀、TOMO 刀及属于高线性能量传递（LET）射线的质子、重粒子照射。目前 SBRT 用于脊髓侵犯、神经根受压等治疗效果优于普通直线加速器治疗，治疗进展缓慢的孤立性远处转移灶的软组织肉瘤有较好的近期疗效[47-49]。

2. 主要类型

（1）术后辅助放疗　可以杀灭手术后残存的肿瘤细胞，减少局部复发甚至远处转移的机会。主要适应证：①病理高级别肿瘤；②肿瘤最大径＞5 cm；③手术切缘阳性或未达到安全外科边界，肿瘤侵犯周围血管、神经；④肿瘤位置表浅、体积小、病理低级别、手术已达到安全外科边界者，术后辅助放疗不作推荐[50, 51]（1 类推荐）。

（2）术前放疗　可以单独或与化疗、介入治疗等联合，减少局部肿瘤负荷，提高 R0 切除或保肢治疗的概率。对于肿瘤较大、较深，与血管神经关系密切，局部切除困难或预期无法达到安全外科边界者，术前放疗联合或序贯化疗可以缩小肿瘤体积，可以提高 R0 手术切除的概率[52, 53]（2A 类推荐）。

术前放疗目前仍存在争议,多数研究认为在保肢前提下,应该强调安全的外科边界。未经手术治疗的肿瘤组织血液供应及氧合情况较好,术前放疗不同于术后辅助放疗,仅需针对肿瘤瘤体,常规照射剂量 50 Gy 左右,对正常组织损伤较小。持有不同观点者认为:①术前放疗导致组织充血水肿,手术难度增加;②增加术后伤口感染机会,导致伤口愈合延迟;③术前放疗改变肿瘤病理形态影响手术后正确评估。

(3) 姑息性放疗　主要适应证:①对于经术前抗肿瘤治疗仍无法手术切除或手术可能严重影响肢体功能、无法保肢拒绝截肢的局部晚期软组织肉瘤患者;②针对局部晚期无法手术切除肿瘤导致的各种并发症如疼痛、急性脊髓压迫症、肢体功能障碍等。主要目的:①较长时间控制局部肿瘤生长;②尽量延缓或减轻局部严重症状,提高生活质量;③联合或序贯化疗、介入等其他治疗方法,达到延长患者总生存期[54-61]。

九

内科治疗

1. 内科治疗的地位与作用

10%病理高级别的软组织肉瘤的患者初诊时已发生了转移,即使肿瘤局部控制良好,术后仍有 40%～50%的患者会出现局部复发,50%以上会发生远处转移。因此,软组织肉瘤特别是高级别软组织肉瘤需要多学科综合治疗已成为共识。内科治疗作为全身治疗手段,化疗有助于提高肿瘤 R0 切除率、增加保肢机会,还可以降低术后复发转移风险,对于复发转移的晚期患者延长患者总生存期和提高生活质量。

2. 化疗

化疗仍是当今软组织肉瘤最重要的内科治疗手段,分为新辅助化疗(NAC)、辅助化疗(AC)、姑息性化疗(PC)等,给药途径可以口服、静脉化疗、动脉灌注化疗、隔离肢体热灌注化疗等。不同类型软组织肉瘤对化疗的敏感性见附表 9。

(1)新辅助化疗 新辅助化疗或称诱导化疗,是指在手术或放疗前给予的化疗,包括静脉化疗、选择性动脉灌注化疗、隔离肢体热灌注化疗等方式。主要用于不可切除或无法达到安全外科边界的Ⅱ、Ⅲ期高级别软组织肉瘤。

1) 静脉化疗:静脉化疗是最普遍使用的新辅助化疗方式,主要优点是:①杀灭血液循环中可能存在的微小转移灶,减少术后远处转移的概率;②测定术后肿瘤细胞坏死率了解其对化疗的敏感性,为术后化疗方案的选择提供依据;③缩小局部病灶,提高手术、放疗等局部治疗的疗效[62,63]。术前化疗推荐方案:ADM±IFO 或 MAID。

目前,新辅助化疗已成为儿童横纹肌肉瘤、骨肉瘤和尤文肉瘤的标准治疗。对一期切除困难或不能获得 R0 切除,且对化疗敏感的高级别成人软组织肉瘤,可以使用新辅助化疗。能够一期切除的成人软组织肉瘤不做常规推荐。具体适应证[64-70]:①化疗相对敏感的高级别软组织肉瘤。②肿瘤体积较大,与周围重要血管神经关系密切,预计无法一期 R0 切除或保肢治疗。③局部复发需要二次切除或远处转移行姑息手术前。

2) 隔离肢体热灌注化疗(HILP):HILP 不仅能使肿瘤局部获得更高的药物浓度,还可以利用局部热效应(38～39℃)进一步杀灭肿瘤细胞,提高肿瘤广泛切除率、增加保肢治疗的机会,至于 HILP 能否带来生存获益目前尚无法最终定论。HILP 的主要优点:①可以使药物直接作用于肿瘤部位,比静脉化疗提高肿瘤局部血药浓度 4～6 倍;②加速软组织肉瘤组织坏死,体积缩小,肿瘤血管闭塞及形成假包膜,减少肿瘤与周围组织粘连,提高 R0 手术切除机会。

术前 HILP 可与术前静脉化疗、放疗等治疗手段同步或序贯进行。由于联合治疗不良反应较大,仅适用于体力状况评分(PS)0~1 分,G2~3 且肿瘤体积巨大,或肿瘤与重要血管神经关系密切预期常规新辅助化疗后仍难以获得 R0 切除或需要保肢的患者[71, 72]。

(2)辅助化疗 术后辅助化疗理论上具有消灭亚临床病灶,是减少或推迟远处转移和复发,提高治愈率的有效方法,主要用于可切除的Ⅱ、Ⅲ期高级别软组织肉瘤。辅助化疗目前仍是是横纹肌肉瘤、骨肉瘤和尤文肉瘤的标准治疗,化疗药物与方案见附表 7。横纹肌肉瘤建议术后辅助化疗 12 周期、骨外骨肉瘤 12~15 周期、骨外尤文肉瘤 16~18 周期。辅助化疗在其他软组织肉瘤治疗中的作用一直存在争议,化疗方案一致推荐:ADM±IFO,建议化疗 6 周期。

对Ⅰ期有安全外科边界的软组织肉瘤患者不推荐辅助化疗,对Ⅱ~Ⅲ期患者建议术后放疗±辅助化疗,对有以下情况Ⅱ~Ⅲ期患者强烈推荐术后辅助化疗[73-76](2A 类推荐):①化疗相对敏感。②高级别、深部、直径>5 cm。③手术未达到安全外科边界或局部复发二次切除后患者。

(3)姑息性化疗 对于不可切除的局部晚期或转移性软组织肉瘤,积极有效的化学治疗有利于减轻症状、延长生存期和提高生活质量。对于多次多线化疗失败已经证明很难从化疗中获益,且美国东部肿瘤协作组-体力状况评分(ECOG - PS)>1 分的患者,不推荐再次化疗。

3. 化疗药物及方案

(1) 一线化疗药物及方案

多柔比星(ADM)和异环磷酰胺(IFO)是软组织肉瘤化疗的两大基石,一线化疗方案推荐 ADM 75 mg/m^2 单药,每 3 周为一个周期,不推荐增加 ADM 的剂量密度或序贯除 IFO 以外其他药物[77-80]。

表柔比星(表阿霉素,EPI)和聚乙二醇脂质体多柔比星(阿霉素,PLD)不良反应尤其是心脏毒性和血液学毒性均小于 ADM,但治疗软组织肉瘤的疗效并不优于 ADM[81]。因此,对于患心脏基础疾病不适合使用 ADM 及 ADM 已接近最大累积剂量的晚期软组织肉瘤患者一线使用 EPI 和 PLD 的依据不足,有 ADM 化疗失败者使用 PLD 获益的报道[82]。

IFO 与 ADM 相比并无疗效和不良反应优势,对于无法耐受或拒绝蒽环类药物的患者一线化疗可推荐 IFO 8~10 g/m^2 单药,每 3 周为一个周期,不推荐大剂量 IFO(12~14 g/m^2)或持续静脉点滴作为辅助治疗[83, 84]。

与 ADM 单药化疗相比,ADM+IFO 及其他含 ADM 联合化疗尽管可以提高治疗反应率(RR)和无进展生存期(PFS),但也增加了不良反应,并未显示出总生存优势[85, 86]。因此,不常规推荐作为一线辅助化疗。对于希望通过化疗尽快缩小肿瘤、缓解症状或因此而获取手术切除机会的<60 岁、ECOG‐PS 0~1 分的患者可作为一线推荐,但需要注意药物剂量和及时防治不良反应。

（2）二线化疗药物及方案

一线化疗失败的软组织肉瘤目前尚无公认的二线化疗药物及其方案，对于一线化疗已使用过 ADM＋IFO 且 PFS≥1 年者可以考虑再次使用原方案治疗，以下均为 1 类推荐：

1）一线化疗未用 ADM 和 IFO：ADM±IFO。

2）一线化疗已用 ADM 或 IFO：ADM 和 IFO 两药可以互为二线。

3）一线化疗已用 ADM 和 IFO：ADM 或 IFO 单药高剂量持续静脉滴注[87-90]。

如使用 ADM±IFO 方案辅助化疗后不足 1 年复发或转移者可选用以下药物单药或联合化疗（2A 类推荐）：

1）GEM：平滑肌肉瘤和血管肉瘤的二线化疗药物。

2）DTIC：平滑肌肉瘤和孤立性纤维瘤的二线化疗药物。

3）曲贝替定（ET－743）：欧洲药品管理局（EMA）批准曲贝替定 1.5 mg/m^2，每 3 周为 1 个周期治疗蒽环类药物和 IFO 治疗失败或不适合这些药物治疗的晚期软组织肉瘤患者，主要用于治疗平滑肌肉瘤和脂肪肉瘤，尤其是黏液样/圆细胞型脂肪肉瘤[91-93]。

4）艾瑞布林（E7389）：1.4 mg/m^2 d1、8，每 3 周为 1 个周期，平滑肌肉瘤和脂肪肉瘤的二线化疗药物[94]。

5）联合化疗：GEM＋TXT 可作为平滑肌肉瘤和未分化多形性肉瘤的二线首选化疗方案，GEM＋DTIC、GEM＋VNR 作为二线联合化疗方案，较单药有生存优势[95-97]。

晚期软组织肉瘤化疗药物、方案与常规使用剂量见附表 10。

4. 分子靶向治疗

分子靶向治疗目前尚无软组织肉瘤辅助和新辅助治疗指征,主要作为局部晚期无法手术切除或转移性软组织肉瘤的二三线治疗。美国食品和药品管理局(FDA)于 2012 年 4 月 26 日宣布批准培唑帕尼(Pazopanib)800 mg 每日 1 次口服治疗既往化疗失败的、除脂肪肉瘤和胃肠道间质瘤以外的晚期软组织肉瘤,该药也是目前唯一取得治疗软组织肉瘤(非脂肪肉瘤和胃肠道间质瘤)适应证的分子靶向药物[98, 99](2A 类推荐)。

对于二线化疗失败的患者,推荐参加新药临床试验。用药前需要注意:①该药物已在中国内地获批上市但没有软组织肉瘤治疗适应证;②使用前应向患者及其家属告知所用药物是根据《国内外软组织肉瘤诊治指南》或专家共识的推荐意见使用,并签署知情同意书;③有完整的治疗方案和计划,并报请相关的医疗机构获批;④治疗期间要有及时处理此类药物常见不良反应的临床预案。

晚期软组织肉瘤化疗失败后分子靶向药物推荐见附表 11。

十

软组织肉瘤复发转移的诊治

软组织肉瘤术后复发转移率与分期、病理类型及发生部位密切相关,初次治疗不规范也是引起软组织肉瘤复发转移的重要原因。

1. 诊断

肺是软组织肉瘤最常见的转移部位,其次是骨,肝脏则是腹腔和腹膜后软组织肉瘤最常见的转移部位。透明细胞肉瘤、上皮样肉瘤、血管肉瘤、滑膜肉瘤、胚胎型横纹肌肉瘤和未分化肉瘤出现区域淋巴结转移比较多见。一旦发现软组织肉瘤复发转移征象,应及时进行系统检查,包括发现临床症状和原发灶部位及区域淋巴结 B 超检查,可能发生转移组织器官的影像学检查等。

(1)局部复发 临床疑为手术后局部复发者应首先选择影像学检查,四肢躯干脊柱部位首选增强 MRI,腹、盆腔可首选增强 CT 检查,并与术后影像学检查资料进行动态比较。对于影像学检查无法确定局部复发者,建议在 CT 或超声引导下对可疑病灶采取空心针穿刺活检,对于腹腔和腹膜后病灶,可以行PET-CT 检查,应谨慎使用活检诊断。

(2)远处转移 远处转移早期大多缺乏明显临床症状,多在常规复查或局部复发后全面检查时被发现。典型的多发性病灶 CT 或 MRI 易于诊断,单个病灶或区域淋巴结转移应尽量采取手术切除活检。

2. 治疗

复发或转移软组织肉瘤的治疗远较首诊复杂,预后也不如首诊患者。其预后因素主要取决于:①术后复发转移的间隔时间和病理类型;②复发转移的部位、侵犯的范围和转移灶数量;③是否获得第 2 次完全缓解(CR2)。

接诊复发转移的软组织肉瘤患者首先需要全面评估患者一般状况,细致的影像学检查明确复发和转移灶的部位、数量及与邻近重要组织器官的关系,明确治疗目的后再制订系统的治疗方案。

(1)对于有可能获得 CR2 的病例,应在系统化疗等全身治疗基础上积极采取手术等局部治疗。化疗敏感或既往化疗获益的肿瘤,可以先行全身化疗或局部动脉灌注化疗等,待病灶缩小,病情稳定后再行手术。对血管神经侵犯无法保肢的患者,可以考虑行截肢手术。

(2)多部位、多器官转移的患者以延长生存期、提高生活质量为治疗目的。对于预期能够从化疗中获益的患者,可以使用二线化疗,以延缓疾病进展。对于有可能导致截瘫、病理骨折、肢体受压导致血栓形成、严重疼痛的病灶应积极开展姑息性手术、放疗、射频消融等局部治疗,提高患者的生活质量。

（3）对于病理低级别、生长缓慢、化疗不敏感或既往化疗未能获益且全身广泛转移的患者,不推荐三线及以上的药物化疗。除了姑息性局部治疗以外,还应积极参与新药临床试验或最佳支持治疗。

3. 临床研究

对不能获得 CR2 的患者鼓励积极参加以延长患者生存期为主要目的的临床研究,开展临床研究必须满足以下条件：①参加临床研究的药物必须有医药主管部门的临床研究批文；②该药在国内外有过治疗相关疾病的报告,或被国内外指南或共识推荐；③研究者必须掌握该药物的常见毒副作用的处理方法；④有详细的临床手册和 CRF 及所在单位的伦理批件。

复发转移软组织肉瘤的化疗与分子靶向药物选择参见内科治疗章节。

十一

预后与随访

1. 预后因素

软组织肉瘤的预后取决于治疗是否复发或转移及初次治疗后复发或转移发生的时间，初诊时肿瘤的分期、分级及不规范的初次治疗方法是导致复发和转移的主要因素。发生的部位与预后也有相关性，通常发生于四肢者优于躯干，四肢、躯干优于腹、盆腔，头面部软组织肉瘤预后往往较差。

（1）目前公认的影响预后因素

1）肿瘤本身：初次治疗时肿瘤大小、深浅程度、病理分型和组织学分级、发生部位及与周围血管、神经、关节等重要组织的关系[100~102]。

2）治疗方法：首次手术切除能否达到有效安全的外科边界，手术后是否实施正确有效的辅助化放疗及是否按时、规范地随访。

3）复发或转移发生的时间、转移部位、转移病灶的数量、化放疗疗效及能否再次获得完全缓解（CR2）。

（2）肉瘤预后预测列线图　由于当前美国癌症联合委员会/国际抗癌联盟（AJCC/UICC）分期系统仅笼统反映了群体的预后因素，为弥补其预测具体患者长期预后的局限性，本领域学者已经通过统计学手段构建了预测肉瘤具体预后的列线图。该列线图以既往曾经治疗过的类似肉瘤人群以及个人相关因素为参照，得到具体患者的预后评分及风险概率。其中有 2 个系列研究的列线图已被临床广泛采用：①由美国纽约斯隆-凯特琳纪念癌症中心（MSKCC）根据 2 163 例成人各部位软组织肉瘤开展前瞻性研究以预测 12 年内肉瘤致死率[103]。②美国德克萨斯大学 MD 安德森癌症中心（MDACC）、美国加州大学洛杉矶分校（UCLA）及意大利米兰国立癌症研究所联合进行的多中心研究，通过对 523 例腹膜后软组织肉瘤的前瞻性研究，以预测这一部位 7 年内肉瘤总生存率（OS）及无病生存率（DFS）[104]。

2. 随访

随访目的除了及时了解手术等各种治疗的并发症及功能恢复状况，重点在于关注有无局部复发及远处转移，以便及时采取有效的治疗措施，提高疗效、延长患者生存期。

对于手术切除或（和）完成化、放疗后完全缓解的患者，常规随访项目除了询问相关的病史和体格检查以外，至少还应包括：①胸、腹、盆腔肿瘤首选 CT 检查；②四肢、躯干、脊柱和中枢神经系统肿瘤首选 MRI 检查；③头颈部肿瘤需要 CT 结合 MRI 检查；④易于淋巴结转移的软组织肉瘤，区域淋巴结首选 B 超检查；⑤排除骨转移首选 ECT 骨核素扫描。值得强调的是，上皮类恶性肿瘤常规复查的肿瘤标记物不适合软组织肉瘤。胸片和肢体 X 线片检查敏感性低,目前已经很少使用。

大约 70% 的软组织肉瘤患者在 2 年以内发生第 1 次复发或转移。我们推荐病理中、高级别患者术后前 2～3 年每 3～4 个月随访 1 次,之后每年随访 2 次,5 年后每年随访 1 次;低级别软组织肉瘤患者前 3～5 年内每 4～6 个月随访 1 次,了解有无局部复发,之后每年随访 1 次[105]。

主要参考文献

［1］Stiller CA, Trama A, Serraino D, et al. Descriptive epidemiology of sarcomas in Europe: report from the RARECARE project. Eur J Cancer, 2013,49(3):684~695.

［2］Iagaru A, Quon A, McDougall IR, et al. F-18 FDG PET/CT evaluation of osseous and soft tissue sarcomas. Clin Nucl Med, 2006,31(12):754~760.

［3］Jemal A, Siegel R, Ward E, et al. Cancer statistics. CA Cancer J Clin, 2007,57(1):43~66.

［4］Bastiaannet E, Groen H, Jager PL, et al. The value of FDG-PET in the detection, grading and response to therapy of soft tissue and bone sarcomas: a systematic review and meta-analysis. Cancer Treat Rev, 2004,30(1):83~101.

［5］Cormier JN, Pollock RE. Soft tissue sarcomas. CA Cancer J Clin, 2004,54(2):94~109.

［6］Fletcher CDM, Unni KK, Mertens F, et al. World Health Organization: Pathology and Genetics of Tumours of soft Tissue and Bone. Lyon: IARC Press, 2002.

［7］Christopher DM, Fletcher JAB, Pancras CW, et al. Who classification of tumours of soft tissue and bone? Lyon: IARC, 2013.

［8］Greenspan A, Mc Gahan JP, Vogelsang P, et al. Imaging strategies in the evaluation of soft-tissue hemangiomas of the extremities: correlation of the findings of plain randiography, angiography, CT,

MRI and ultrasonography in 12 histologically proven cases. Skeletal Radiol, 1992,21:11~18.

[9] Martel W, Abell MR. Radiologic evaluation of soft tissue tumors: a retrospective study. Cancer, 1973,32:352~366.

[10] Weekes RG, McLeod RA, Reiman HM, et al. CT of soft tissue neoplasms. AJR, 1985,144:355~360.

[11] 劳群,章士. 四肢软组织肿瘤恶性征象的可靠性分析. 实用放射学杂志,2008,24(2):221~334.

[12] Gronchi A, Vullo SL, Colombo C, et al. Extremity soft tissue sarcoma in a series of patients treated at a single institution: local control directly impacts survival. Ann Surg, 2010, 251(3): 506 ~511.

[13] Sampath S, Hitchcock YJ, Shrieve DC, et al. Radiotherapy and extent of surgical resection in retroperitoneal soft-tissue sarcoma: Multi-institutional analysis of 261 patients. J Surg Oncol, 2010,101 (5):345~350.

[14] Calvo FA, Sole CV, Cambeiro M, et al. Prognostic value of external beam radiation therapy in patients treated with surgical resection and intraoperative electron beam radiation therapy for locally recurrent soft tissue sarcoma: A multicentric long-term outcome analysis. Int J Rad Oncol Biol Physics, 2014,88(1):143~150.

[15] Enneking WF. Musculoskeletal tumor surgery. New York: Churchill Livingston, 2003.

[16] Novais EN, Demiralp B, Alderete J, et al. Do surgical margin and local recurrence influence survival in soft tissue sarcomas? Clini Orthopaedics Related Research®, 2010,468(11):3003~3011.

[17] Deroose JP, Burger JW, van Geel AN, et al. Radiotherapy for soft tissue sarcomas after isolated limb perfusion and surgical resection: essential for local control in all patients? Ann Sur Oncol, 2011,18 (2):321~327.

[18] Matull WR, Dhar DK, Ayaru L, et al. R_0 but not R_1/R_2 resection is associated with better survival than palliative photodynamic therapy in biliary tract cancer. Liver International, 2011,31(1):99~107.

[19] Stucky CCH, Wasif NW, Ashman JB, et al. Excellent local control with preoperative radiation therapy, surgical resection, and intraoperative electron radiation therapy for retroperitoneal sarcoma. J Sur Oncol, 2014,109(8):798~803.

[20] Jawad MU, Scully SP. In brief: Classifications in brief: Enneking classification: Benign and malignant tumors of the musculoskeletal system. Clin Orthop Relat Res, 2010,468(7):2000~2002.

[21] Gaakeer HA, Albus-Lutter CE, Gortzak E, et al. Regional lymph node metastases in patients with soft tissue sarcomas of the extremities, what are the therapeutic consequences? Eur J Surg Oncol, 1988,14(2):151~156.

[22] Daigeler A, Kuhnen C, Moritz R, et al. Lymph node metastases in soft tissue sarcomas: a single center analysis of 1, 597 patients. Langenbecks Arch Surg, 2009,394(2):321~329.

[23] Riad S, Griffin AM, Liberman B, et al. Lymph node metastasis in soft tissue sarcoma in an extremity. Clin Orthop Relat Res, 2004, 426(426):129~134.

[24] Lawrence W, Donegan WL, Natarajan N, et al. Adult soft tissue sarcomas. A pattern of care survey of the American College of Surgeons. Ann Surg, 1987,205(4):349~359.

[25] Raut CP, Pisters PW. Retroperitoneal sarcomas: combined-modality treatment approaches. J Surg Oncol, 2006,94(1):81~87.

[26] Stoeckle E, Coindre JM, Bonvalot S, et al. Prognostic factors in retroperitoneal sarcoma: a multivariate analysis of a series of 165 patients of the French Cancer Center Federation Sarcoma Group. Cancer, 2001. 92(2):359~368.

[27] Gronchi A, Casali PG, Fiore M, et al. Retroperitoneal soft tissue sarcomas: patterns of recurrence in 167 patients treated at a single institution. Cancer, 2004,100(11):2448~2455.

[28] Lewis JJ, Leung D, Woodruf JM. Retroperitoneal soft-tissue sarcoma: analysis of 500 patients treated and followed at a single institution. Ann Surg, 1998,228(3):355~365.

[29] Bonvalot S, Rivoire M, Castaing, et al. Primary retroperitoneal

sarcomas: a multivariate analysis of surgical factors associated with local control. J Clin Oncol, 2009,27(1):31~37.

[30] Mendenhall WM, Zlotecki RA, Hochwald SN, et al. Retroperitoneal soft tissue sarcoma. Cancer, 2005, 15, 104 (4): 669~675.

[31] Yeh JJ, Singer S, Brennan MF, et al. Effectiveness of palliativeprocedures for intra-abdominal sarcomas. Ann Surg Oncol, 2005,12(12):1084~1089.

[32] Shibata D, Lewis JJ, Leung DH, et al. Is there a role for incomplete resection in the management of retroperitoneal liposarcomas? J Am Coll Surg, 2001,193(4):373~379.

[33] Lewis JJ, Leung D, Woodruf JM, et al. Retroperitoneal soft-tissue sarcoma: analysis of 500 patients treated and followed at a single institution. Ann Surg, 1998,228(3):355~365.

[34] Lehnert T, Cardona S, Hinz U, et al. Primary and locally recurrent retroperitoneal soft-tissue sarcoma: local control and survival. Eur J Surg Oncol, 2009,35(9):986~993.

[35] Issels RD, Lindner LH, Verweij J, et al. Neo-adjuvant chemotherapy alone or with regional hyperthermia for localised high-risk soft-tissue sarcoma: a randomised phase 3 multicentre study. Lancet Oncol, 2010,11(6):561~570.

[36] Lindberg RD, Martin RG, Romsdahl MM, et al. Conservative surgery and postoperative radiotherapy in 300 adults with soft tissue sarcomas. Cancer, 1981,47(10):2391~2397.

[37] Pisters PWT, Patel SR, Varma DGK, et al. Preoperative chemotherapy for stage Ⅲb extremity soft tissue sarcoma: long-term results from a single institution. J Clin Oncol, 1997, 15 (12): 3481~3487.

[38] Yang JC, Chang AE, Baker AR, et al. Randomized prospective study of the benefit of adjuvant radiation therapy in the treatment of soft tissue sarcomas of the extremity. J Clin Oncol, 1998,16(1): 197~203.

[39] Pisters PW, O'Sullivan B, Maki RG. Evidence-based recommenda-

tions for local therapy for soft tissue sarcomas. J Clin Oncol, 2007, 25(8):1003~1008.

[40] Gronchi A, Miceli R, Fiore M, et al. Extremity soft tissue sarcoma: adding to the prognostic meaning of local failure. Ann Surg Oncol, 2007,14(5):1583~1590.

[41] DeLaney TF, Kepka L, Goldberg SI, et al. Radiation therapy for control of soft-tissue sarcomas resected with positive margins. Int J Radiat Oncol Biol Phys, 2007,67(5):1460~1469.

[42] Holt GE, Griffin AM, Pintilie M, et al. Fractures following radiotherapy and limb-salvage surgery for lower extremity soft-tissue sarcomas. A comparison of high-dose and low-dose radiotherapy. J Bone Joint Surg Am, 2005,87(2):315~319.

[43] Strander H, Turesson I, Cavallin-Stahl E. A systematic overview of radiation therapy effects in soft tissue sarcomas. Acta Oncologica, 2003,42(5~6):516~531.

[44] Fountzilas G, Karkavelas G, Kalogera-Fountzila A, et al. Post-operative combined radiation and chemotherapy with temozolomide and irinotecan in patients with high-grade astrocytic tumors: a phase II study with biomarker evaluation. Anticancer Res, 2006,26(6C): 4675~4686.

[45] Temple CL, Ross DC, Magi E, et al. Preoperative chemoradiation and flap reconstruction provide high local control and low wound complication rates for patients undergoing limb salvage surgery for upper extremity tumors. J Surg Oncol, 2007,95(2):135~141.

[46] Wunder JS, Nielsen TO, Maki RG, et al. Opportunities for improving the therapeutic ratio for patients with sarcoma. Lancet Oncol, 2007,8(6):513~524.

[47] DeLaney TF, Trofimov AV, Engelsman M, et al. Advanced-technology radiation therapy in the management of bone and soft tissue sarcomas. Cancer Control, 2005,12(1):27~35.

[48] Ogata T, Teshima T, Kagawa K, et al. Particle irradiation suppresses metastatic potential of cancer cells. Cancer Res, 2005,65 (1):113~120.

[49] Rosenberg SA，Tepper J，Glatstein E，et al. The treatment of soft-tissue sarcomas of the extremities: prospective randomized evaluations of（1）limb-sparing surgery plus radiation therapy compared with amputation and（2）the role of adjuvant chemotherapy. Ann Surg，1982,196(3):305～315.

[50] Alektiar KM，Hong L，Brennan MF，et al. Intensity modulated radiation therapy for primary soft tissue sarcoma of the extremity: preliminary results. Int J Radiat Oncol Biol Phys，2007,68（2）: 458～464.

[51] Davis AM，Kandel RA，Wunder JS，et al. The impact of residual disease on local recurrence in patients treated by initial unplanned resection for soft tissue sarcoma of the extremity. J Surg Oncol，1997,66(2):81～87.

[52] Davis AM，O'Sullivan B，Turcotte R，et al. Late radiation morbidity following randomization to preoperative versus postoperative radiotherapy in extremity soft tissue sarcoma. Radiother Oncol，2005,75(1):48～53.

[53] O'Sullivan B，Davis AM，Turcotte R，et al. Preoperative versus postoperative radiotherapy in soft-tissue sarcoma of the limbs: a randomised trial. Lancet，2002,359(9325):2235～2241.

[54] DeLaney TF，Spiro IJ，Suit HD，et al. Neoadjuvant chemotherapy and radiotherapy for large extremity soft-tissue sarcomas. Int J Radiation Oncol Biol Physics，2003,56(4):1117～1127.

[55] Kraybill WG，Harris J，Spiro IJ，et al. Phase II Study of Neoadjuvant Chemotherapy and Radiation Therapy in the Management of High-Risk，High-Grade，Soft Tissue Sarcomas of the Extremities and Body Wall: Radiation Therapy Oncology Group Trial 9514. J Clin Oncol，2006,24(4):619～625.

[56] Kepka L，DeLaney TF，Suit HD，et al. Results of radiation therapy for unresected soft-tissue sarcomas. Int J Rad Oncol Biol Physics，2005,63(3):852～859.

[57] Habrand JL，Le Pechoux C. Radiation therapy in the management of adult soft tissue sarcomas. Ann Oncol，2004,15（Suppl 4）: iv

187～191.

[58] Jacob R, Gilligan D, Robinson M, et al. Hyperfractionated radiotherapy for soft tissue sarcoma. Sarcoma, 1999,3(3～4):157～165.

[59] Robinson M, Cassoni A, Harmer C, et al. High dose hyperfractionated radiotherapy in the treatment of extremity soft tissue sarcomas. Radiother Oncol, 1991,22(2):118～126.

[60] Pautier P, Floquet A, Gladieff L, et al. A randomized clinical trial of adjuvant chemotherapy with doxorubicin, ifosfamide, and cisplatin followed by radiotherapy versus radiotherapy alone in patients with localized uterine sarcomas (SARCGYN study). A study of the French Sarcoma Group. Ann Oncol. 2013,24(4):1099～1104.

[61] DeLaney TF, Spiro IJ, Suit HD, et al. Neoadjuvant chemotherapy and radiotherapy for large extremity soft-tissue sarcomas. Int J Radiat Oncol Biol Phys, 2003,56(4):1117～1127.

[62] Rosen G. Preoperative chemotherapy for soft tissue sarcomas: reinventing the wheel. Skeletal Radiol, 2008,37(7):597～599.

[63] Kasper B, Kuehl E, Bernd L. Multimodality treatment in adult patients with high-risk soft-tissue sareanms. Chinese-German J Clin Oncol, 2006,5(1):2～7.

[64] Wendtner CM, Abdel-Rahman S, Krych M, et al. Response to neoadjuvant chemotherapy combined with regional hyperthermia predicts long-term survival for adult patients with retroperitoneal and visceral high-risk soft tissue sarcomas. J Clin Oncol, 2002,20(14): 3156～3164.

[65] Priebat D, Malawer M, Markan Y, et al. Clinical outcome of neoadjuvant intraarterial cisplatin and continuous intravenous infusion adriamycin for large high-grade unresectable/borderline soft tissue sarcomas of the extremities. Proc Am Soc Clin Oncol, 1994, 13:1648a.

[66] Grobmyer SR, Maki RG, Demetri GD, et al. Neo-adjuvant chemotherapy for primary high-grade extremity soft tissue sarcoma. Ann Oncol, 2004,15(11):1667～1672.

[67] Kraybill WG, Harris J, Spiro IJ, et al. Phase Ⅱ study of

neoadjuvant chemotherapy and radiation therapy in the management of high-risk, high-grade, soft tissue sarcomas of the extremities and body wall: Radiation Therapy Oncology Group Trial 9514. J Clin Oncol, 2006,24(4):619~625.

[68] Kraybill WG, Harris J, Spiro IJ, et al. Long-term results of a phase 2 study of neoadjuvant chemotherapy and radiotherapy in the management of high-risk, high-grade, soft tissue sarcomas of the extremities and body wall: Radiation Therapy Oncology Group Trial 9514. Cancer, 2010,116(19):4613~4621.

[69] Mullen JT, Kobayashi W, Wang JJ, et al. Long-term follow-up of patients treated with neoadjuvant chemotherapy and radiotherapy for large, extremity soft tissue sarcomas. Cancer, 2012, 118 (15): 3758~3765.

[70] Grunhagen DJ, de Wilt JH, Graveland WJ, et al. Outcome and prognostic factor analysis of 217 consecutive isolated limb perfusions with tumor necrosis factor-α and melphalan for limb-threatening soft tissue sarcoma. Cancer, 2006,106(8):1776~1784.

[71] Taeger G, Grabellus F, Podleska LE, et al. Effectiveness of regional chemotherapy with TNF-alpha/melphalan in advanced soft tissue sarcoma of the extremities. Int J Hyperthermia. , 2008, 24 (3): 193~203.

[72] Tierney JF, Sylvester RJ. Adjuvant chemotherapy for localised resectable soft-tissue sarcoma of adults: meta-analysis of individual data. Lancet, 1997,350(9092):1647~1654.

[73] Figueredo A, Bramwell VH, Bell R, et al. Adjuvant chemo-therapy following complete resection of soft tissue sarcoma in adults: A clinical practice guideline. Sarcoma, 2002,6(1):5~18.

[74] Pervaiz N, Colterjohn N, Farrokhyar F, et al. A systematic meta-analysis of randomized controlled trials of adjuvant che-motherapy for localized resectable soft-tissue sarcoma. Cancer, 2008, 113 (3): 573~581.

[75] Frustaci S, Gherlinzoni F, De Paoli A, et al. Adjuvant chemothera-py for adult soft tissue sarcomas of the extremities and girdles: re-

sults of the Italian randomized cooperative trial. J Clin Oncol, 2001, 19(5):1238~1247.

[76] Maurel J, Lopez-Pousa A, de las Peñas R, et al. Standard-dose doxorubicin versus sequential dose-dense doxorubicin and ifosfamide in patients with untreated advanced soft tissue sarcoma (ASTS): A GEIS Study. J Clin Oncol 26:2008 (May 20 suppl; abstr 10570).

[77] Santoro A, Tursz T, Mouridsen H, et al. Doxorubicin versus CYVADIC versus doxorubicin plus ifosfamide in first-line treatment of advanced soft tissue sarcomas: A randomized study of the European organization for research and treatment of cancer soft tissue and bone sarcoma group. J Clin Oncol, 1995, 13 (7): 1531~1533.

[78] Lorigan P, Verweij J, Papai Z, et al. Phase III trial of two investigational schedules of ifosfamide compared with standard-dose doxorubicin in advanced or metastatic soft tissue sarcoma: A European organisation for research and treatment of cancer soft tissue and bone sarcoma group study. J Clin Oncol, 2007, 25(21): 3144~3150.

[79] Maurel J, López-Pousa A, de Las Peñas R, et al. Efficacy of sequential high-dose doxorubicin and ifosfamide compared with standard-dose doxorubicin in patients with advanced soft tissue sarcoma: An open-label randomized phase II study of the Spanish group for research on sarcomas. J Clin Oncol, 2009, 27 (11): 1893~1898.

[80] Mouridsen HT, Bastholt L, Somers R, et al. Adriamycin versus epirubicin in advanced soft tissue sarcomas. A randomized phase II / phase III study of the EORTC Soft Tissue and Bone Sarcoma Group. Eur J Cancer Clin Oncol, 1987, 23(10):1477~1483.

[81] Judson I, Radford JA, Harris M, et al. Randomized phase II trial of pegylated liposomal doxorubicin (Doxil ®/Caelyx ®) versus doxorubicin in the treatment of advanced or metastatic soft tissue sarcoma: a study by the EORTC Soft Tissue and Bone Sarcoma Group. Eur J Cancer, 2001; 37(7):870~877.

[82] Verma S, Younus J, Stys-Norman D, et al. Meta-analysis of ifosfamide-based combination chemotherapy in advanced soft tissue sarcoma. Cancer Treat Reviews, 2008,34(4):339~347.

[83] Worden FP, Taylor JMG, Biermann JS, et al. Randomized Phase II Evaluation of 6 g/m² of Ifosfamide Plus Doxorubicin and Granulocyte Colony-Stimulating Factor (G-CSF) Compared With 12 g/m² of Ifosfamide Plus Doxorubicin and G-CSF in the Treatment of Poor-Prognosis Soft Tissue Sarcoma. J Clin Oncol, 2005, 23 (1): 105~112.

[84] Judson I, Verweij J, Gelderblom H, et al. Doxorubicin alone versus intensified doxorubicin plus ifosfamide for first-line treatment of advanced or metastatic soft-tissue sarcoma: a randomised controlled phase 3 trial. Lancet Oncol, 2014,15(4):415~423.

[85] Bramwell VH, Anderson D, Charette ML. Doxorubicin-based chemotherapy for the palliative treatment of adult patients with locally advanced or metastatic soft-tissue sarcoma: a meta-analysis and clinical practice guideline. Sarcoma, 2000,4(3):103~112.

[86] Zalupski M, Metch B, Balcerzak S, et al. Phase III comparison of doxorubicin and dacarbazine given by bolus versus infusion in patients with soft-tissue sarcomas: a Southwest Oncology Group study. J Natl Cancer Inst, 1991,83(13):926~932.

[87] Palumbo R, Palmeri R and Antimi M. Phase II study of continuous-infusion high-dose ifosfamide in advanced and/or metastatic pretreated soft tissue sarcomas. Ann Oncol, 1997, 8 (11): 1159 ~1162.

[88] Yalcin B, Pamir A, Buyukcelik A, et al. High-dose ifosfamide with hematopoietic growth factor support in advanced bone and soft tissue sarcomas. Exp Oncol, 2004,26(4):320~325.

[89] Meazza C, Casanova M, Luksch R, et al. Prolonged 14-day continuous infusion of high-dose ifosfamide with an external portable pump: feasibility and efficacy in refractory pediatric sarcoma. Pediatr Blood Cancer, 2010,55(4):617~620.

[90] Samuels BL, Rushing D, Chawla P, et al. Randomized phase II

study of trabectedin（ET-743）given by two different dosing schedules in patients（pts）with leiomyosarcoma（LMS）or liposarcomas（LPS）refractory to conventional doxorubicin and ifosfamide chemotherapy. J Clin Oncol，2004，22（14 Suppl）：Abstr 9000.

［91］Samuels BL，Tap WD，Patel S，et al. Trabectedin（Tr）as single agent for advanced soft tissue sarcomas（STS）failing standard of care：interim analysis of 1 400 patients（pts）in an expanded access program study. J Clin Oncol，2010,28(15 Suppl)：Abstr 10027.

［92］Samuels BL，Chawla S，Patel S，et al. Clinical outcomes and safety with trabectedin therapy in patients with advanced soft tissue sarcomas following failure of prior chemotherapy：results of a worldwide expanded access program study. Ann Oncol，2013，24（6）:1703～1709.

［93］Schöffski P，Ray-Coquard IL，Cioffi A，et al. Activity of eribulin mesylate in patients with soft-tissue sarcoma：a phase 2 study in four independent histological subtypes. Lancet Oncol，2011,12(11):1045～1052.

［94］Ebeling P，Eisele L，Schuett P，et al. Docetaxel and gemcitabine in the treatment of soft tissue sarcoma — a single-center experience. Onkologie，2008,31(1～2):11～16.

［95］García-Del-Muro X，López-Pousa A，Maurel J，et al. Randomized phase Ⅱ study comparing gemcitabine plus dacarbazine versus dacarbazine alone in patients with previously treated soft tissue sarcoma：a Spanish Group for Research on Sarcomas study. J Clin Oncol，2011,29(18):2528～2533.

［96］Dileo P，Morgan JA，Zahrieh D，et al. Gemcitabine and vinorelbine combination chemotherapy for patients with advanced soft tissue sarcomas：results of a phase Ⅱ trial. Cancer，2007，109（9）:1863～1869.

［97］Sleijfer S，Ray-Coquard I，Papai Z，et al. Pazopanib, a Multikinase Angiogenesis Inhibitor, in Patients with Relapsed or Refractory Advanced Soft Tissue Sarcoma：A Phase Ⅱ Study From the

European Organisation for Research and Treatment of Cancer-Soft Tissue and Bone Sarcoma Group (EORTC Study 62043). J Clin Oncol, 2009,27(19):3126~3132.

[98] Van Der Graaf WT, Blay J, Chawla SP, et al. PALETTE: A randomized, double-blind, phase Ⅲ trial of pazopanib versus placebo in patients (pts) with soft-tissue sarcoma (STS) whose disease has progressed during or following prior chemotherapy — An EORTC STBSG Global Network Study (EORTC 62072). J Clin Oncol, 2011 (suppl; abstr LBA10002),29.

[99] Pisters PW, Leung DH, Woodruff J, et al. Analysis of prognostic factors in 1,041 patients with localized soft tissue sarcomas of the extremities. J Clin Oncol, 1996,14:1679~1689.

[100] Coindre JM, Terrier P, Bui NB, et al. Prognostic factors in adult patients with locally controlled soft tissue sarcomas. A study of 546 patients from the French Federation of Cancer Centers Sarcoma Group. J Clin Oncol, 1996,14:869~877.

[101] Gaynor JJ, Tan CC, Casper ES, et al. Refinement of clinicopathologic staging for localized soft tissue sarcoma of the extremity: A study of 423 adults. J Clin Oncol, 1992,10:1317~1329.

[102] Kattan MW, Leung DH, Brennan MF. Postoperative nomogram for 12-year sarcoma-specific death. J Clin Oncol, 2002, 20: 791~796.

[103] Gronchi A, Miceli R, Shurell E, et al. Outcome prediction in primary resected retroperitoneal soft tissue sarcoma: Histologyspecific overall survival and disease-free survival nomograms built on major sarcoma center data sets. J Clin Oncol, 2013,31:1649~1655.

[104] The ESMO/European Sarcoma Network Working Group. Soft tissue and visceral sarcomas: ESMO Clinical Practice Guidelines for diagnosis, treatment and follow-up. Ann Oncol, 2014, 25 (3): 102~112.

[105] Fletcher CDM, Bridge JA, Hogendoorn PCW, et al. WHO Classification of Tumours of Soft Tissue and Bone. Lyon:

IARC 2013.

[106] Trojani M, Contesso G, Coindre JM et al. Soft-tissue sarcomas of adults: study of pathological prognostic variables and definition of a histopathological grading system. Int J Cancer, 1984, 33 (1): 37~42.

[107] Edge SB, Byrd DR, Compton CC, et al. AJCC Cancer Staging Manual. 7th ed. New York, NY: Springer, 2010. 291~296.

附 表

名 称	ICD‐0 编码
多形性脂肪肉瘤	8854/3
脂肪肉瘤,非特指性	8850/3
成纤维细胞性/肌成纤维细胞性肿瘤	
良性	
结节性筋膜炎	8828/0
增生性筋膜炎	8828/0
增生型肌炎	8828/0
骨化性肌炎	
指趾纤维骨性假瘤	
缺血性筋膜炎	
弹力纤维瘤	8820/0
婴儿纤维性错构瘤	
颈纤维瘤病	
幼年性玻璃样变纤维瘤病	
包涵体性纤维瘤病	
腱鞘纤维瘤	8813/0
促结缔组织增生性成纤维细胞瘤	8810/0
乳腺型肌成纤维细胞瘤	8825/0
钙化性腱成膜纤维瘤	8816/0
血管肌成纤维细胞瘤	8826/0
富于细胞性血管纤维瘤	9160/0
项型纤维瘤	8810/0
Gardner 纤维瘤	8810/0
钙化性纤维性肿瘤	8817/0
中间性(局部侵袭型)	
浅表纤维瘤病(掌/跖纤维瘤病)	8813/1
韧带样型纤维瘤病	8813/1
脂肪纤维瘤病	8851/1
巨细胞成纤维细胞瘤	8834/1
中间性(偶有转移型)	

名　　称	ICD‐0 编码
隆突性皮纤维肉瘤	8832/1
纤维肉瘤型隆突性皮纤维肉瘤	8832/3
色素性隆突性皮纤维肉瘤	8833/1
孤立性纤维性肿瘤	8815/1
恶性孤立性纤维性肿瘤	8815/3
炎性肌成纤维细胞瘤	8825/1
低度恶性肌成纤维细胞性肉瘤	8825/3
黏液炎性成纤维细胞性肉瘤/	
非典型性黏液炎性成纤维细胞性肿瘤	8811/1
婴儿型纤维肉瘤	8814/3
恶性	
成年型纤维肉瘤	8810/3
黏液纤维肉瘤	8811/3
低度恶性纤维黏液样肉瘤	8840/3
硬化性上皮样纤维肉瘤	8840/3
所谓的纤维组织细胞性肿瘤	
良性	
腱鞘巨细胞瘤	
局限型	9252/0
弥漫型	9252/1
恶性	9252/3
深部纤维组织细胞瘤	8831/0
中间性(偶有转移型)	
丛状纤维组织细胞瘤	8835/1
软组织巨细胞瘤	9251/1
平滑肌肿瘤	
良性	
深部平滑肌瘤	8890/0
恶性	

续 表

名　称	ICD‐0 编码
平滑肌肉瘤(除外皮肤)	8890/3
血管周皮细胞(血管周)肿瘤	
血管球瘤(和亚型)	8711/0
血管球瘤病	8711/1
恶性血管球瘤	8711/3
肌周细胞瘤	8824/0
肌纤维瘤	8824/0
肌纤维瘤病	8824/1
血管平滑肌瘤	8894/0
骨骼肌肿瘤	
良性	
横纹肌瘤	8900/0
成年型	8904/0
胎儿型	8903/0
生殖道型	8905/0
恶性	
胚胎性横纹肌肉瘤(包括葡萄簇样和间变性)	8910/3
腺泡状横纹肌肉瘤(包括实体型和间变性)	8920/3
多形性横纹肌肉瘤	8901/3
梭形细胞/硬化性横纹肌肉瘤	8912/3
脉管肿瘤	
良性	
血管瘤	
滑膜	9120/0
静脉型	9122/0
动静脉型/畸形	9123/0
肌内型	9132/0

续 表

名　称	ICD - 0 编码
上皮样血管瘤	9125/0
血管瘤病	
淋巴管瘤	9170/0
中间性(局部侵袭型)	
卡波西型血管内皮瘤	9130/1
中间性(偶有转移型)	
网状血管内皮瘤	9136/1
乳头状淋巴管内血管内皮瘤	9135/1
复合型血管内皮瘤	9136/1
假肌源性(上皮样肉瘤样)血管内皮瘤	9136/1
卡波西肉瘤	9140/3
恶性	
上皮样血管内皮瘤	9133/3
软组织血管肉瘤	9140/3
软骨-骨肿瘤	
软组织软骨瘤	9220/0
间叶性软骨肉瘤	9240/3
骨外骨肉瘤	9180/3
胃肠道间质瘤	
良性胃肠道间质瘤	8936/0
恶性潜能未定的胃肠道间质瘤	8936/1
恶性胃肠道间质瘤	8936/3
神经鞘膜肿瘤	
良性	
神经鞘瘤(包括亚型)	9560/0
色素性神经鞘瘤	9560/1
神经纤维瘤(包括亚型)	9540/0
丛状神经纤维瘤	9550/0
神经束膜瘤	9571/0

名 称	ICD-0 编码
恶性神经束膜瘤	9571/3
颗粒细胞瘤	9580/0
真皮神经鞘瘤黏液瘤	9562/0
孤立性局限性神经瘤	9571/0
异位脑膜瘤	9530/0
鼻腔胶质异位	
良性蝾螈瘤	
混杂性神经鞘膜肿瘤	9563/0
恶性	
恶性周围神经鞘膜瘤	9540/3
上皮样恶性周围神经鞘膜瘤	9542/3
恶性蝾螈瘤	9561/3
恶性颗粒细胞瘤	9580/3
外胚叶间叶瘤	8921/3
分化尚不确定的肿瘤	
良性	
指(趾)纤维黏液瘤	8811/0
肌内黏液瘤(包括富于细胞性亚型)	8840/0
关节旁黏液瘤	8840/0
深部(侵袭性)血管黏液瘤	8841/0
多形性玻璃样变血管扩张性肿瘤	8802/1
异位错构瘤样胸腺瘤	8587/0
中间性(局部侵袭性)	
含铁血黄素沉着性纤维脂肪瘤样肿瘤	8811/1
中间性(偶有转移型)	
非典型性纤维黄色瘤	8830/1
血管瘤样纤维组织细胞瘤	8836/1
骨化性纤维黏液样肿瘤	8842/0
恶性骨化性纤维黏液样肿瘤	8842/3
混合瘤,非特指性	8940/0

名　　称	ICD－0 编码
恶性混合瘤	8940/3
肌上皮瘤	8982/0
肌上皮癌	8982/3
良性磷酸盐尿性间叶性肿瘤	8990/0
恶性磷酸盐尿性间叶性肿瘤	8990/3
恶性	
滑膜肉瘤,非特指性	9040/3
梭形细胞型滑膜肉瘤	9041/3
双相型滑膜肉瘤	9043/3
上皮样肉瘤	8804/3
腺泡状软组织肉瘤	9581/3
软组织透明细胞肉瘤	9044/3
骨外黏液样软骨肉瘤	9231/3
骨外尤文肉瘤	9364/3
促结缔组织增生性小圆细胞肿瘤	8806/3
肾外横纹样瘤	8963/3
具有血管周上皮样细胞分化的肿瘤 (PEComa)	
良性 PEComa,非特指性	8714/0
恶性 PEComa,非特指性	8714/3
(动脉)内膜肉瘤	9137/3
未分化/未能分类肉瘤	
梭形细胞未分化肉瘤	8801/3
多形性未分化肉瘤	8802/3
小圆细胞未分化肉瘤	8803/3
上皮样未分化肉瘤	8804/3
未分化肉瘤,非特指性	8805/3

＊:血管平滑肌脂肪瘤现属于 PEComa 家族。

附表 2 软组织肉瘤 FNCLCC 组织学分级系统[107]

组织学参数	定 义
肿瘤分化	1 分:非常类似成人正常间叶组织,或与良性肿瘤较难区分的肉瘤(如脂肪瘤样脂肪肉瘤和高分化平滑肌肉瘤) 2 分:能够做出组织学分型的软组织肉瘤(如黏液样脂肪肉瘤和黏液纤维肉瘤) 3 分:胚胎性或未分化肉瘤,滑膜肉瘤,类型不明确的肉瘤
核分裂计数*	1 分:0～9/10 高倍视野 2 分:10～19/10 高倍视野 3 分:>19/10 高倍视野
肿瘤性坏死	1 分:无 2 分:<50% 3 分:≥50%
组织学分级	G1:总评分为 2, 3 G2:总评分为 4, 5 G3:总评分为 6, 7, 8

*:计数 10 个高倍视野(HPF),1HPF=0.173 4 mm^2。

附表 3 FNCLCC 病理分级[108]

组织学类型	分化评分
高分化脂肪肉瘤	1
高分化平滑肌肉瘤	1
恶性神经纤维瘤(低度恶性周围神经鞘膜瘤)	1
高分化纤维肉瘤	1
黏液样脂肪肉瘤	2
经典型平滑肌肉瘤	2
经典型恶性周围神经鞘膜瘤	2
经典型纤维肉瘤	2
黏液纤维肉瘤Ⅱ级	2

组织学类型	分化评分
黏液样软骨肉瘤	2
经典型血管肉瘤	2
高级别(圆细胞)黏液样脂肪肉瘤	3
多形性脂肪肉瘤	3
去分化脂肪肉瘤	3
横纹肌肉瘤	3
差分化/多形性平滑肌肉瘤	3
差分化/上皮样血管肉瘤	3
差分化纤维肉瘤	3
差分化恶性周围神经鞘膜瘤	3
恶性蝾螈瘤	3
滑膜肉瘤	3
骨外骨肉瘤	3
骨外尤文肉瘤	3
间叶性软骨肉瘤	3
透明细胞肉瘤	3
上皮样肉瘤	3
腺泡状软组织肉瘤	3
恶性横纹肌样瘤	3
未分化(梭形细胞和多形性)肉瘤	3

附表 4　软组织肉瘤的 TNM 定义与组织学分级[108]

T:原发肿瘤

TX　原发肿瘤无法评价

T0　无原发肿瘤证据

T1　肿瘤直径≤5 cm

T1a　浅表肿瘤

T1b　深部肿瘤

续 表

T2 肿瘤最大径＞5 cmT2a 浅表肿瘤

T2b 深部肿瘤

（浅表肿瘤:肿瘤位于浅筋膜表面而未侵犯深筋膜。深部肿瘤:肿瘤位
于浅筋膜或侵及深筋膜或穿过深筋膜,或虽然浅表但位于深筋膜之
下。腹膜后、纵隔及盆腔肉瘤均为深部肿瘤。）

N:区域淋巴结

NX 区域淋巴结无法评价 N0 区域淋巴结无肿瘤转移

N1 区域淋巴结有肿瘤转移（等同于Ⅳ期）

M:远处转移

MX 远处转移灶不能评价

M0 无远处转移

M1 有远处转移

G:组织病理学分级

GX 病理分级无法评价

G1 高分化（低级别）

G2 中分化（高级别）

G3 低分化（高级别）

＊:G4 未分化（只在四级分级系统）。

附表 5 软组织肉瘤的 TNM 分期[108]

分期	原发肿瘤	区域淋巴结	远处转移	分级
Ⅰ A 期	T1a, T1b	N0	M0	G1
Ⅰ B 期	T2a, T2b	N0	M0	G1
Ⅱ A 期	T1a, T1b	N0	M0	G2, G3
Ⅱ B 期	T2a, T2b	N0	M0	G2
Ⅲ 期	T2a, T2b	N0	M0	G3
	任何 T	N1	M0	任何 G
Ⅳ 期	任何 T	任何 N	M1	任何 G

附表 6　软组织肉瘤病理报告内容

标本的类型(穿刺活检、切取活检、切除活检、局部扩大切除、间室切除、
　　根治性切除、截肢或其他)
肿瘤的解剖部位
肿瘤的深度(真皮、皮下、筋膜下、肌肉内、腹腔内、腹膜后、纵隔或其他)
组织学类型(参照 WHO 软组织肉瘤分类)
肿瘤大小(长径 cm×横径 cm×纵径 cm)
组织学分级(参照 FNCLCC 分级)
坏死
　　无或有
　　肉眼或镜下
　　约占　 %
脉管、神经侵犯情况
切缘情况
　　未累及
　　<2 cm(注明部位并测量距离)
　　累及(注明哪一侧)
辅助性检查结果
免疫组化
分子检测

注:① 常见软组织肉瘤的免疫组化标记(见附表 7)。
　　② 软组织肉瘤的分子检测:主要用于辅助诊断和指导临床治疗(见附表 8)。

附表 7　软组织肿瘤的免疫组化标记

肿 瘤 类 型	推荐标记物
结节性筋膜炎	actins, calponin, KP‑1
乳腺型肌成纤维细胞瘤	desmin, CD34
血管肌成纤维细胞瘤	desmin, actins, ER, PR
孤立性纤维性肿瘤	CD34, bcl‑2, CD99
掌/跖纤维瘤病	actins, β-catenin(～50%细胞核着色)
侵袭性纤维瘤病	actins, β-catenin(细胞核着色),ER, PR

续 表

肿 瘤 类 型	推荐标记物
炎性肌成纤维细胞肿瘤	actins，desmin，ALK（50%~60%）
低度恶性肌成纤维细胞肉瘤	actins，desmin，h-caldesmon（阴性），myogenin（阴性）
低度恶性纤维黏液样肉瘤/硬化性上皮样纤维肉瘤	MUC4
梭形细胞脂肪瘤/多形性脂肪瘤	CD34
高分化脂肪肉瘤/去分化脂肪肉瘤	MDM2，CDK4
梭形细胞脂肪肉瘤	S-100蛋白，CD34
多形性脂肪肉瘤	S-100蛋白
腱鞘巨细胞瘤	clusterin，CD68，CD163，CD45，desmin
丛状纤维组织细胞瘤	KP1，actins
Neurothekeoma	KP1，CD10，MiTF，CD63（NKI-C3）
平滑肌瘤/平滑肌肉瘤	actins，desmin，h-caldesmon，ER和PR（患者为中青年妇女时）
血管球瘤/肌周细胞瘤	actins，h-caldesmon，IV型胶原，CD34
横纹肌肉瘤	desmin，MSA，myogenin，MyoD1
幼年性血管瘤	GLUT1，CD31，CD34
卡波西肉瘤	CD34，D2-40，HHV8（LNA-1）
中间型血管内皮瘤/血管肉瘤	CD31，CD34，ERG，FLI1
胃肠道间质瘤	CD117，DOG1，CD34，Ki-67，SDHB（SDH缺陷型）
富于细胞性/胃肠道型神经鞘瘤	S-100蛋白，GFAP，CD57，PGP9.5

肿 瘤 类 型	推荐标记物
神经纤维瘤	S-100 蛋白，NF，SOX10，CD34
副神经节瘤	Syn，CgA，NSE，S-100 蛋白，SDHB
神经束膜瘤	EMA，claudin-1，GLUT-1，CD34(～60%)
颗粒细胞瘤	S-100 蛋白，NSE，KP1，MiTF，TFE3
血管瘤样纤维组织细胞瘤	EMA，desmin，CD99，KP-1
骨化性纤维黏液样肿瘤	S-100 蛋白，desmin
软组织肌上皮瘤/混合瘤	CK，S-100 蛋白，calponin，GFAP，α-SMA，P63，INI1
腺泡状软组织肉瘤	TFE3，MyoD1(胞质颗粒状染色)
滑膜肉瘤	EMA，AE1/AE3，bcl-2，CD99，calponin
上皮样肉瘤	AE1/AE3，EMA，CD34(～70%)，vimentin，INI1(缺失)
恶性横纹肌样瘤	AE1/AE3，EMA，vimentin，INI1(缺失)
促结缔组织增生性小圆细胞肿瘤	AE1/AE3，desmin，vimentin，Syn，WT1
骨外尤文肉瘤	CD99，FLI1，Syn，CgA
软组织透明细胞肉瘤	HMB45，PNL2，S-100 蛋白，Melan A，MiTF
骨外黏液样软骨肉瘤	S-100 蛋白(～20%)，CD117(～30%)，Syn，INI1
脊索瘤	AE1/AE3，CAM5.2，EMA，S-100 蛋白，brachyury
PEComa	HMB45，PNL2，Melan-A，actins，desmin，TFE3，Cathepsin K

附表 8　软组织肉瘤的分子检测

检测指标	位点	肿瘤类型
与病理诊断相关		
EWSR1	22q12	骨外尤文肉瘤
		促结缔组织增生性小圆细胞瘤（99%）
		透明细胞肉瘤（＞90%）
		骨外黏液样软骨肉瘤（75%）
		血管瘤样纤维组织细胞瘤（75%）
		黏液样脂肪肉瘤（5%）
SS18（SYT）	18q11	滑膜肉瘤
FOXO1（FKHR）	13q14	腺泡状横纹肌肉瘤
DDIT3（CHOP）	12q13	黏液样脂肪肉瘤
FUS	16p11	低度恶性纤维黏液样肉瘤
		黏液样脂肪肉瘤
		血管瘤样纤维组织细胞瘤（8%）
ETV6	12p13	先天性纤维肉瘤
与临床治疗相关		
KIT/PDGFRA	4q12	胃肠道间质瘤
ALK	2p13	炎性肌成纤维细胞瘤
PDGFB	22q13	隆突性皮纤维肉瘤
TFE3	Xp11	腺泡状软组织肉瘤
		TFE3 易位相关性 PEComa
MDM2	12q13～15	高分化脂肪肉瘤/去分化脂肪肉瘤

附表 9　不同病理类型软组织肉瘤的化疗敏感性

化疗相对敏感性分级	软组织肉瘤病理类型及亚型
化疗可以治愈	尤文肉瘤家族肿瘤
	胚胎型/腺泡型横纹肌肉瘤
化疗敏感	滑膜肉瘤
	黏液样/圆细胞性脂肪肉瘤
	子宫平滑肌肉瘤
化疗中度敏感	多形性脂肪肉瘤
	黏液纤维肉瘤
	上皮样肉瘤
	多形性横纹肌肉瘤
	平滑肌肉瘤
	恶性周围神经鞘膜瘤
	血管肉瘤
	促结缔组织增生性小圆细胞肿瘤
	头皮及面部的血管肉瘤
化疗相对不敏感	去分化脂肪肉瘤
	透明细胞肉瘤
	子宫内膜间质肉瘤
化疗不敏感	腺泡状软组织肉瘤
	骨外黏液软骨肉瘤

附表 10　晚期软组织肉瘤化疗药物与方案

病理类型	单　药	联　合
非特殊类型	ADM	AD(ADM+DTIC)
	EPI	AIM(ADM+IFO+Mesna)
	PLD	MAID(Mesna+ADM+IFO+DTIC)
	IFO	IFO+EPI+Mesna
	DTIC	GEM+TXT
	GEM	GEM+VNR
	TMZ	GEM+DTIC
	VNR	
	Eribulin	
非多形性横纹肌肉瘤	ADM 75 mg/m² d1, Q3W	VCR 1.5 mg/m² + ACT - D 1.5 mg/m² + CTX 2.2 g/m²
	CPT - 11 20 mg/m² d1~5, Q2W	VCR 1.5 mg/m² + ADM 30 mg/m² d1~2 + CTX 250 mg/m² d1~5, Q3W
	TPT 2.0~2.4 mg/m² d1~5, Q3W	VCR 1.5 mg/m² + ADM 30 mg/m² d1~2 + CTX 250 mg/m² d1~5, Q3W→IFO 1.8 g/m² d1~4 + VP - 16 100 mg/m² d1~4, Q3W
	VNR 25 mg/m² d1, 8, Q3W	VCR 1.5 mg/m² + ADM 30 mg/m² d1~2 + IFO 1.8 g/m² d1~5, Q3W

续 表

病理类型	单药	联合
非多形性横纹肌肉瘤	HD-MTX 8~10 g/m² d1, Q3W	CTX 250 mg/m² d1~5+TPT 0.75 mg/m² d1~5
		IFO 1.8 g/m² d1~5+ADM 30 mg/m² d1~2, Q3W
		IFO 1.8 g/m² d1~4+VP-16 100 mg/m² d1~4, Q3W
		VCR 1.5 mg/m² w0, 1, 3, 4+CPT-11 20 mg/m² d1~5, Q2W
		VCR 1.5 mg/m²+ACT-D 1.5 mg/m²
		IFO 1.8 g/m² d1~4+CBP 400 mg/m² d1, Q3W
		VNR 25 mg/m² d1, 8, 15+CTX 25 mg/m² d1~28
硬纤维瘤(DT)侵袭性纤维瘤病(AF)	苏林酸	MTX+VLB
	NSAIDS	MTX+VNR
	他莫昔芬	ADM 为基础的联合化疗
	托瑞米芬	
	低剂量 IFN	
	PLD	

续表

病理类型	一线化疗	二线化疗
艾滋病相关性卡波西肉瘤(AIDS-KS)	ABV(ADM+BLM+VCR)或 BV(BLM+VCR) PLD 20 mg/m² d1, Q2W	PTX 100 mg/m² d1, Q2W 或 135 mg/m² d1, Q3W
血管肉瘤(AS)	PLD 50 mg/m² d1, Q4W	TXT 25 mg/m², QW×8 VNR 25 mg/m² d1, 8, Q3W CPT-11 150 mg/m² d1, 10, Q3W IFN-α 3~6×10⁶ IU, s.c.或i.m., Q3W
平滑肌肉瘤(LMS)	ADM 75 mg/m² d1, Q3W AI(ADM 60 mg/m² d1+IFO 8~10 g/m², Q3W) AD(ADM 75 mg/m² d1 + DTIC 400 mg/m² d1~3, Q3W)	PTX 140 mg/m² civ d1~6, Q4W TXT 25 mg/m², QW×8 VNR 25 mg/m² d1, 8, Q3W IFO 8~10 g/m², Q3W ET-743 1.5 mg/m² civ 24 h d1, Q3W GEM 1 g/m² d1, 8, 15, Q4W DTIC 400 mg/m² d1~3, Q3W TMZ 150 mg/m² d1~5, Q4W Eribulin 1.4 mg/m² d1, 8, Q3W GA(GEM 1 g/m² d1, 8+ADM 60 mg/m² d1, Q3W) GD(GEM 1 g/m² d1, 8+DTIC 400 mg/m² d1~3, Q3W) GT(GEM 675 mg/m² d1, 8+TXT 75~100 mg/m² d8, Q3W)

续 表

病理类型	一线化疗	二线化疗
脂肪肉瘤(LPS)	AI(ADM 60 mg/m² d1±IFO 8~10 g/m², Q3W)	ET-743 1.5 mg/m² civ 24 h d1, Q3W
	AD(ADM 75 mg/m² d1+DTIC 400 mg/m² d1~3, Q3W)	HD-IFO:14 g/m² d1~14 civ, Q4W
滑膜肉瘤(SS)	AI(ADM 60 mg/m² d1±IFO 8~10 g/m², Q3W)	Eribulin 1.4 mg/m² d1, 8, Q3W
		ET-743 1.5 mg/m² civ 24 h d1, Q3W
		IFO 4 g/m² d1~3 civ 24 h d1, Q3W
①骨外骨肉瘤(OS) ②骨外去分化骨肉瘤(CS) ③未分化多行性肉瘤(UPS)	AP(ADM 75 mg/m² d1+DDP 75 mg/m², Q3W)	GT(GEM 675 mg/m² d1, 8+TXT 75~100 mg/m² d8, Q3W)
	MAP(HD-MTX 8~10 g/m² d1+ADM 60 mg/m² d1+DDP 75 mg/m², Q3W)	CTX 250 mg/m² d1~5+VP-16 100 mg/m² d1~4, Q3W
	MAIP(ADM 60 mg/m² d1+DDP 75 mg/m²+IFO 1.8 g/m² d1~4+HD-MTX 8~10 g/m² d1, Q3W)	CTX 250 mg/m² d1~5+TPT 0.75 mg/m² d1~5
	IEP(IFO 1.8 g/m² d1~4+EPI 80 mg/m² d1+DDP 75 mg/m², Q3W)	GEM 1 g/m² d1, 8, 15, Q4W

续 表

病理类型	一线化疗	二线化疗
骨外尤文肉瘤/原始神经外胚层瘤（EWS/PNET）	VAC/IE(VCR 1.5 mg/m² + ADM 30 mg/m² d1~2+CTX 250 mg/m² d1~5, Q3W/IFO 1.8 g/m² d1~4+VP-16 100 mg/m² d1~4, Q3W) VAI(VCR 1.5 mg/m² + ADM 30 mg/m² d1~2+IFO 1.8 g/m² d1~4, Q3W) VIDE(VCR+IFO+ADM+VP-16)(VCR 1.5 mg/m² d1~4+ADM 30 mg/m² d1~2+VP-16 100 mg/m² d1~4, Q3W)	IE(IFO 1.8 g/m² d1~4+VP-16 100 mg/m² d1~4, Q3W) ICE(IFO 1.8 g/m² d1~4+VP-16 100 mg/m² d1~4 + CBP 400 mg/m² d1, Q3W) IEM(HD-MTX 8~10 g/m² d1+IFO 1.8 g/m² d1~4+VP-16 100 mg/m² d1~4, Q3W) CTX 250 mg/m² d1~5+TPT 0.75 mg/m² d1~5 CPT-11 10~20 mg/m² d1~5,8~12±TMZ 100 mg/m² d1~5, Q4W IE(IFO 1.8 g/m² d1~4+VP-16 100 mg/m² d1~4, Q3W)

续 表

病理类型	一线化疗	二线化疗
		ICE(IFO 1.8 g/m² d1~4+VP-16 100 mg/m² d1~4 + CBP 400 mg/m² d1, Q3W)
		GT(GEM 675 mg/m² d1, 8+ TXT 75~100 mg/m² d8, Q3W)

附表 11　晚期软组织肉瘤分子靶向药物

病理类型	药　　物	用　　法
所有病理类型（不包括脂肪肉瘤和胃肠道间质瘤）	培唑帕尼（Pazopanib）	800 mg/次,1 次/日,口服
血管肉瘤(AS)	索拉非尼（Sorafenib）	400 mg/次,2 次/日,口服
	舒尼替尼（Sunitinib）	37.5 mg/次,1 次/日,口服
	贝伐珠单抗（Bevacizumab）	每次 15 mg/kg,iv,Q3W
	布立尼布（Brivanib）	800 mg/次,1 次/日,口服
平滑肌肉瘤（LMS）	索拉非尼（Sorafenib）	400 mg/次,2 次/日,口服
	舒尼替尼（Sunitinib）	37.5 mg/次,1 次/日,口服
脂肪肉瘤(LPS)	索拉非尼（Sorafenib）	400 mg/次,2 次/日,口服
	舒尼替尼（Sunitinib）	37.5 mg/次,1 次/日,口服
	帕博西林（Palbociclib）	200 mg d1～14, Q3W,口服
硬纤维瘤(DT)	伊马替尼（Imatinib）	400 mg/次,1 次/日,口服
侵袭性纤维瘤病(AF)	索拉非尼（Sorafenib）	400 mg/次,2 次/日,口服
孤立性纤维瘤（SFT）血管外皮瘤	贝伐珠单抗（Bevacizumab）＋替莫唑胺（Temozolomide）	TMZ 150 mg/m^2 d1～7、15～21＋Bev, 口服 5 mg/kg iv, d8、22, Q4W

续 表

病理类型	药 物	用 法
	舒尼替尼 (Sunitinib)	37.5 mg/次,1 次/日,口服
绒毛结节性滑膜 炎(PVNS) 恶性腱鞘巨细胞 瘤(TGCT)	伊马替尼 (Imatinib)	400 mg/次,1 次/日,口服
血管周上皮样细 胞瘤(PEComa) 复发性血管平 滑肌脂肪瘤 淋巴管平滑肌 瘤病	西罗莫司 (Sirolimius) 依维莫司 (Everolimus) 替西罗莫司 (Temsirolimus)	2 mg/次,1 次/日,口服 10 mg/次,1 次/日,口服 25 mg/次,1 次/周,静注
腺泡状软组织 肉瘤(ASPS)	舒尼替尼 (Sunitinib)	37.5 mg/次,1 次/日,口服
	西地尼布 (Cediranib)	30 mg/次,1 次/日,口服
炎性肌成纤维 细胞瘤(IMT) [间变淋巴瘤激酶 (ALK)易位]	克唑替尼 (Crizotinib) 色瑞替尼 (Ceritinib)	250 mg/次,2 次/日,口服 750 mg/次,1 次/日,口服
隆突性皮肤纤维 肉瘤(DFSP)	伊马替尼 (Imatinib)	400 mg/次,1 次/日,口服
促结缔组织增生 性小圆细胞肿 瘤(DSRCT)	舒尼替尼 (Sunitinib)	37.5 mg/次,1 次/日,口服

英汉医学缩略语表

起首字母	英文缩写	英文全称	中文名称
A	AC	Adjuvant Chemotherapy	辅助化疗
	ACT－D	Actinomycin－D	放线菌素-D
	ADC	Apparent Diffusion Coefficient	表观弥散系数
	ADM	Adriamycin，Doxorubicin	阿霉素，多柔比星
	AF	Aggressive Fibromatosis	侵袭性纤维瘤病
	AIDS－KS	AIDS-associated Kaposi sarcoma	艾滋病相关性卡波西肉瘤
	AJCC	American Joint Committee on Cancer	美国癌症联合委员会
	ALK	Anaplastic Lymphoma Kinase	间变淋巴瘤激酶
	AS	Angiosarcoma	血管肉瘤
	ASPS	Alveolar Soft Tissue Sarcoma	腺泡状软组织肉瘤
B	Bev	Bevacizumab	贝伐珠单抗
	BLM	Bleomycin	博来霉素
C	CBP	Carboplatin	卡铂
	CFDA	China Food and Drug Administration	中国食品药品监督管理总局
	CNB	Core Needle Biopsy	粗针穿刺组织学诊断
	CPT－11	Irinotecan	伊立替康

续　表

起首字母	英文缩写	英文全称	中文名称
C	CR	Complete Response	完全缓解
	CS	Chondrosarcoma	软骨肉瘤
	CT	Computer Tomography	X 线计算机断层扫描
	CTX	Cyclophosphamide	环磷酰胺
D	DDP	Cisplatin	顺铂
	DFSP	Dermatofibrosarcoma protuberans	隆突性皮肤纤维肉瘤
	DSA	Digital Subtraction Angiography	数字减影血管造影术
	DSRCT	Desmoplastic Small Round Cell Tumor	促结缔组织增生性小圆细胞肿瘤
	DTIC	Dacarbazine	达卡巴嗪,氮烯咪胺
	DT	Desmoid Tumor	硬纤维瘤
E	E7389	Eribulin	艾瑞布林
	ECOG	Eastern Cooperative Oncology Group	美国东部肿瘤协作组
	ECT	Emission Computed Tomography	发射型计算机断层成像术
	EMA	European Medicines Agency	欧洲药品管理局
	EPI	Epidoxorubicin, Epirubicin	表阿霉素,表柔比星
	En-bloc	En-bloc resection	整块切除术
	EORTC-STBSG	European Organization for Research and Treatment of Cancer Soft Tissue and Bone Sarcoma Group	欧洲癌症研究与治疗组织-骨与软组织肉瘤协作组

起首字母	英文缩写	英文全称	中文名称
E	ESHO	European Society for Hyperthermic Oncology	欧洲肿瘤热疗组织
	ET－743	Trabectedin	曲贝替定
	EWS	Ewing's Sarcoma	尤文肉瘤
F	FNA	Fine Needle Aspiration	细针穿刺细胞学诊断
	FNCLCC	Federation Nationale des Centres de Lutte Contre le Cancer	法国国家抗癌中心联合会
	^{18}F－FDG	^{18}F-fluorodeoxyglucose	^{18}氟脱氧葡萄糖
G	GEM	Gemcitabine	吉西他滨
	GIST	Gastrointestinal Stromal Tumors	胃肠道间质瘤
H	HD	High-dose	高剂量
	HILP	Hyperthermic isolation perfusion	隔离肢体热灌注化疗
I	IFN	Interferon	干扰素
	IFO	Ifosfamide	异环磷酰胺
	IMT	Inflammatory Myofibroblastic Tumor	炎性肌成纤维细胞瘤
L	LMS	Leiomyosarcoma	平滑肌肉瘤
	LPS	Liposarcoma	脂肪肉瘤
M	MDACC	MD Anderson Cancer Center	德克萨斯大学 MD 安德森癌症中心
	MDT	Multi-discipinary team	多学科协作小组
	MRI	Magnetic Resonance Imaging	磁共振成像
	MSKCC	Memorial Sloan-Kettering Cancer Center	斯隆-凯特琳纪念癌症中心

续　表

起首字母	英文缩写	英文全称	中文名称
M	MSTS	American musculoskeletal system tumor association	美国肌肉骨骼系统肿瘤协会
	MTT	Molecular targeted therapy	分子靶向治疗
	MTX	Methotrexate	甲氨蝶呤
N	NAC	Neoadjuvant Chemotherapy	新辅助化疗
	NCCN	National Comprehensive Cancer Network	美国国立综合癌症网络
O	OS	Osteosarcoma	骨肉瘤
		Overall Survival	总生存期
P	PC	Palliative Chemotherapy	姑息性化疗
	PEComa	Perivascular Epithelioid Cell Tumors	血管周上皮样细胞瘤
	PET	Positron Emission Tomography	正电子发射计算机断层显像
	PFS	Progression-free Survival	无进展生存期
	PLD	Peylated liposomal doxorubicin	聚乙二醇脂质体阿霉素
	PNET	Primitive Neuroectodermal Tumor	原始神经外胚层肿瘤
	PS	Performance Status scale	体力状况评分
	PTX	Paclitaxol	紫杉醇
	PVNS	Pigmented Villonodular Synovitis	色素绒毛结节性滑膜炎
R	RECIST	Response Evaluation Criteria in Solid Tumors	实体肿瘤的疗效评价标准
	RMS	Rhabdomyosarcoma	横纹肌肉瘤
	RPS	Retroperitoneal Sarcoma	腹膜后肉瘤

起首字母	英文缩写	英文全称	中文名称
S	SBRT	Stereotactic Body Radiation Therapy	立体定向放射治疗
	SFT	Solitary Fibrous Tumor	孤立性纤维瘤
	SPECT	Single-Photon Emission Computed Tomography	单光子发射计算机断层成像术
	SS	Synovial Sarcoma	滑膜肉瘤
	STS	Soft-tissue Sarcoma	软组织肉瘤
	SUVmax	Standardized Uptake Value maximum	最大标准吸收值
T	TGCT	Tenosynovial Giant Cell Tumor	恶性腱鞘巨细胞瘤
	TKI	Tyrosine Kinase Inhibitor	酪氨酸激酶抑制剂
	TMZ	Temozolomide	替莫唑胺
	TPT	Topotecan	拓扑替康
	TXT	Taxotere	多西他赛
U	UCLA	University of California, Los Angeles	加州大学洛杉矶分校
	UICC	Union for International Cancer Control	国际抗癌联盟
	UPS	Undifferentiated Polymorphic Sarcoma	未分化多形性肉瘤
V	VCR	Vincristine	长春新碱
	VNR	Vinorelbine	长春瑞滨
	VP - 16	Etoposide	依托泊苷
W	WHO	World Health Organization	世界卫生组织